Faszination Aurachirurgie

Ursachenforschung und Erfahrungsberichte rund um die Heilung im Quantenfeld

ANGELIKA SCHLINGER

Taschenbucherstausgabe

ISBN: 1502925060
ISBN-13: 978-1502925060

Copyright © 2014
Angelika Schlinger, D-91224 Pommelsbrunn

Alle Rechte vorbehalten
All rights reserved

faszination.aurachirurgie@gmail.com

www.faszinationaurachirurgie.com

VORBEMERKUNG DER AUTORIN

Die hier vorgestellten Informationen und insbesondere die Methode der Aurachirurgie habe ich nach bestem Wissen und Gewissen geprüft. Die Anwendung der Aurachirurgie ist nicht geeignet für Personen, die keine Ausbildung in der korrekten Nutzung dieser Methode haben. Daher übernehme ich keinerlei Haftung für Schäden irgendeiner Art, die sich direkt oder indirekt aus dem Gebrauch dieser Informationen oder der Methode der Aurachirurgie nach Gerhard Klügl ergeben. Jegliche Haftung der Autorin für Schäden an der Gesundheit oder an Personen ist ausgeschlossen. Im Zweifel, insbesondere bei körperlichen oder psychischen Krankheiten, empfehle ich, einen Arzt oder Heilpraktiker aufzusuchen. Die hiervorgestellte Methode ersetzt nicht die Behandlung durch einen Arzt oder Heilpraktiker, ebenso wenig die von einem Arzt oder Heilpraktiker empfohlenen Medikamente.

Originalausgabe Oktober 2014

Für Papa, weil er mich schon mit „der Energie" in Kontakt brauchte, als ich gerade lesen und schreiben lernte. Vielen Dank. Jetzt weiß ich endlich, was du gemeint hast!

Jedes einzelne Wesen im Universum
kehrt zur gemeinsamen Quelle zurück.
Zur Quelle zurückkehren - das ist heitere Gelassenheit.

Laotse

Inhaltsverzeichnis

Vorbemerkung der Autorin iii

Vorwort von Gerhard Klügl 3

Prolog 5

Mein Weg zur AuraChirurgie 8

Die Reise beginnt 11

Erste Erfahrungen mit dem Quantenfeld 14

Wunder geschehen lassen: Quantenphysik für jedermann 17

Fall 1: AuraChirurgie bei einer Rottweiler-Dame 22

Quantenverschränkung: Symptome aus der Ewigkeit 26

Christine, 22 - Waschzwang, Ängste und Ekzem an beiden Händen 28

Peter, 46 – Lungenriss aus dem Nichts 31

Nicht immer mystisch: Verletzungen im aktuellen Leben 33

Gisela, alterslos – Grauer Star 36

Melanie, Anfang 20 – Riss in der Hornhaut 39

Placebo-Effekt - Dein Stoffwechsel glaubt an Dich 41

Renate, Anfang 60 – Chronische Bauchschmerzen seit der Kindheit 47

Materie – Energie – Information – Emotion 50

Roland, 58 – Dachdecker (wieder) mit Weitsicht 53

Gabi, 50 - Zwerchfellbruch 56

Nocebo – der eingebildete Kranke 59

Kerstin, 42 - O-Bein Korrektur „ohne Unterschenkel" 63

Kerstin Folgebehandlung – endlich wieder am Leben teilhaben 66

Wenn Diagnosen töten 69

Nachgekartelt – Ein Herzinfarkt ist doch kein Krebs 72

Fernheilungen – Quantenverschränkung in Aktion 76

Dr. jur. Ernst Pechtl - Fernheilung Lendenwirbelsäule 78

Katrin, 50 – Tennis statt Armschlinge 80

Wie oft denn noch – immer Wieder-Geburt 84

Karin, 45 – gestorben für den schottischen Clan: nur wer die Spielregeln kennt, kann wirklich mitspielen 86

Mary, Mitte 50 – Ich fühl mich wie gerädert 90

„Das Argument, lebende Organismen seien nur mit den Gesetzen der Physik und Chemie zu erklären und es gäbe keine Vitalitätskraft, stimmt nicht mit der modernen Quantentheorie überein" 93

Gesetz der Resonanz oder – Der Teufel sch… immer auf den grössten Haufen 96

Gerda M., 49 – alleinerziehende Mama reif für die Insel 98

FASZINATION AURACHIRURGIE

Der Kreis schliesst sich – auf zu neuen Ufern 100

Kontakt und Gedankenaustausch 102

Danke 103

Literaturverzeichnis 105

Über die Autorin 107

ANGELIKA SCHLINGER

VORWORT VON GERHARD KLÜGL

Aurachirurgie! Wenn man diesem Begriff zum ersten Mal begegnet, denkt man zuerst an Wunderheilung, Esoterik. Es wird ja auch die Aura als ein Begriff aus der Esoterik verstanden; aber die Aura ist das feinstoffliche Energiefeld, das jeden Gegenstand und jedes Lebewesen umgibt. Als ich 1998 mit der Anwendung der Aurachirurgie begonnen hatte, war es für mich schon sehr schwer, dies in mein bisher gewohntes technisches Denken einzuordnen. (Anmerkung der Autorin: Gerhard Klügl war als Beamter im deutschen Patentamt und später als Selbstständiger Fachmann im Bereich Patentrecherche tätig. In seinem zweiten Berufsleben heute arbeitet er als Aurachirurg, Astrologe, Baubiologe, Medium und international tätiger Heiler aus Liechtenstein. Seit 2003 ist er Mitglied der Gesellschaft für biophysikalische Medizin (GBM) und Träger des europäischen Medizinpreises der Dr. Ingebort Gebert-Heiß-Stiftung 2005.)
Nachdem sich auch Ärzte dafür zu interessieren begannen, wusste ich, dass die Aurachirurgie, bei der ich chirurgische Instrumente und anatomische Bilder oder Modelle benutze, doch eher im Bereich Wissenschaft als Esoterik anzusiedeln ist.
Versuche 2001 bei Prof. Gary Schwartz an der Universität

in Tucson/Arizona bewiesen, dass während einer Behandlung mit Aurachirurgie jeder einzelne Schritt mittels Kirlianfotografie nachweisbar war. Auch Messungen mit Hochpräzionswaagen, die ab 2012 zusammen mit dem Wissenschaftler Dr. Klaus Volkamer durchgeführt wurden, zeigten deutliche physische Ergebnisse. Bei den behandelten Personen konnten Gewichtsveränderungen, teilweise bis zu mehreren Kilogramm nachgewiesen werden.

Bei der Anwendung der Aurachirurgie steht immer die Suche nach der Ursache an erster Stelle. Es ist genau der gleiche Ansatz, den auch die klassische Homöopathie anwendet. Das Symptom ist der Weg zur Ursache.

Vor über fünf Jahren habe ich damit begonnen, diese Methode der Aurachirurgie an Ärzte und Heilpraktiker weiterzugeben. So habe ich auch Angelika Schlinger kennen- und schätzen gelernt, als sie bei mir die Aurachirurgie-Ausbildung absolviert und erfolgreich abgeschlossen hat.

Ich freue mich, dass Angelika als klassische Homöopathin die Aurachirurgie so erfolgreich in ihren Praxisalltag integriert hat. Mein Ziel ist es, diese neue Methode so vielen Menschen wie möglich vorstellen zu können. Darum danke ich Angelika für die in ihrem Buch dargestellten Beispiele aus der erfolgreichen Anwendung der Aurachirurgie. Ich wünsche Angelika Schlinger viel Erfolg, damit das Buch viele interessierte Leser erreicht.

Gerhard F. Klügl

Ruggell, den 21.August 2014

PROLOG

Dieses Buch erzählt von meinen Erfahrungen mit der Aurachirurgie nach Gerhard Klügl. Du weißt nicht, was das ist? Die Aurachirurgie ist eine Heilmethode, die den Patienten nicht an seinem grobstofflichen, also physischen Körper behandelt, sondern in seinem feinstofflichen Körper, seiner Aura. Eine chirurgische Operation in der Aura.

Da nach der Quantenphysik alles mit allem verbunden ist, lassen sich mit der Aurachirurgie nicht selten beeindruckende Ergebnisse erzielen. So beeindruckend, dass nicht nur Gisela, eine ganz besondere Patientin von mir, darauf drängt, dass viel mehr Menschen die Aurachirurgie kennenlernen sollen. Also erzähl ich dir jetzt von Gisela. Und einigen anderen Menschen, die wie sie ihre Geschichte gern weitererzählen, um anderen Menschen diese heilsame Methode vorzustellen.

Wenn aber ein Heiler in Deutschland „geglückte" Behandlungen öffentlich beschreibt oder sogar von geheilten Patienten spricht, hat das unter Umständen ein rechtliches Nachspiel. Deshalb erkläre ich hier ausdrücklich:

1. Ich behaupte nicht, dass die Aurachirurgie Menschen heilt. Dazu warte ich auf aussagekräftige

wissenschaftlichen Nachweise (Wie du ja aus Gerhard Klügl's Vorwort weißt, arbeitet (nicht nur) er daran). Wenn aber ein Patient behauptet, dass er durch die Aurachirurgie Linderung oder sogar Heilung erfahren hat, werde ich ihn auch nicht als Lügner bezeichnen. Und für die persönlichen und subjektiven Erfahrungsberichte einiger meiner Patienten stelle ich in diesem Buch gerne einige Seiten zur Verfügung.

2. Ich weise explizit darauf hin, dass die hier beschriebenen Fälle Einzelfälle sind und nicht auf andere übertragbar oder noch allgemeiner, dass die Linderung der beschriebenen Symptome zu generalisieren ist. Denn jeder Mensch ist einzigartig. In jeder Beziehung. Deshalb darf grundsätzlich kein Heiler, Arzt oder Heilpraktiker ein Heilversprechen abgeben, auch dann nicht, wenn er bereits ähnliches in der Praxis erfolgreich behandelt hat.

3. Ich stimme mit den Kritikern und Skeptikern da draußen überein, dass es sich in vielen, möglicherweise allen „geglückten" Fällen der Aurachirurgie um Placebo-Effekte handeln kann. Placebo-Effekte treten dann auf, wenn ein Mensch „von selbst" gesund wird, weil er großes emotionales Vertrauen in seinen Therapeuten, die Therapieform und die eigenen Selbstheilungskräfte hat. Weitere Gedanken zum Thema finden sich im Kapitel „Placebo Effekt: Dein Stoffwechsel glaubt an Dich" im Buch. Ich persönlich bin ein großer Fan der Placebo-Effekte. Ich rege hiermit an, die Placebo-Effekte als nebenwirkungsfreie, kostengünstige und allgemein verfügbare „Medikation" auch offiziell in das kränkelnde Gesundheitssystem aufzunehmen.

Ich bin übrigens davon überzeugt, dass kein Arzt, Heilpraktiker, Schamane oder anderer Heiler einen Menschen gesund machen kann. Wir alle können unseren Patienten nur einen Weg weisen, wie sie wieder Zugang zu ihren eigenen Selbstheilungskräften bekommen. Niemand kann einen anderen Menschen gesund machen. Jeder darf selbst gesund werden.

MEIN WEG ZUR AURACHIRURGIE

„Auf keinen Fall bekommen Sie in diesem Seminar noch einen Platz. Ich bin völlig ausgebucht und die Warteliste reicht locker bis Ostern". Die resolute Frau am Telefon war Andrea D., bei der ich unbedingt eine Weiterbildung im Bereich Medialität absolvieren wollte.

Medialität, Medium sein. Das klingt so esoterisch, „abgespaced" würde mein Sohn sagen. Ich bin Heilpraktikerin, und eigentlich bin ich ganz bodenständig. In meiner Praxis für alternative Heilkunst arbeite ich seit vielen Jahren sehr erfolgreich mit der Klassischen Homöopathie und der rein materiellen Orthomolekular-Therapie, also dem Einsatz von Vitaminen und Mineralstoffen. Ich bin mit dieser Kombination aus Bauplan und Baustoff zum Aufbau eines gesunden Organismus sehr zufrieden und meine Patienten sind so begeistert, dass ich neue Patienten nicht mehr suchen muss, weil sie durch Mundpropaganda von selbst zu mir kommen.

Dann habe ich die Quantenphysik entdeckt. Als Heilpraktikerin bedeutet Quantenphysik für mich auch Quantenmedizin. Mit der Heilung aus dem „Nichts", respektive aus einigen Zuckerkügelchen, habe ich ja seit 20 Jahren wunderbare Erfahrungen mit der klassischen Homöopathie gesammelt. Quantenmedizin ist noch weniger, quasi Homöopathie ohne Globuli. Heilung aus dem „Garnichts"- ist das dann die Steigerung?

Ich wollte es wissen. Und bei Frau D., meiner auserkorenen Favoritin sollte es nicht sein. Also machte ich mich frustriert auf die Suche nach einer Alternative im Internet. Die Angebote waren schier endlos, aber nichts erschien mir auch nur im Mindesten passend für mich.

Entnervt wollte ich mir auf youtube eine Musikvideo-Pause gönnen.

Stattdessen poppte ein Fenster auf mit einem kleinen Film über einen Herrn Klügl, der einen Klienten in dessen Aura behandelte. Er schnippelte und tastete etwa 20 Zentimeter vom Körper seines „Patienten", der wiederum eifrig feedback gab. „Hier zieht es noch, oh, das sticht... ja, so ist es besser". Es sah für mich fast albern aus; sollte ich das tatsächlich ernst nehmen?

Herr Klügl selber kam mir aber alles andere als lächerlich vor. Ein älterer Herr mit großer Ernsthaftigkeit und der Ausgeglichenheit eines Menschen, der sich seines Tuns absolut sicher ist. Also googlete ich weiter nach diesem charismatischen Mann. Und kam auf eine Webseite, auf der ein Klügl-Seminar zum Thema Medialität beworben wurde. Von Frau Kellermann in München. Ich rief an.

„Eigentlich ist das Seminar seit Wochen ausgebucht", sagte Brigitte Kellermann. „Aber gerade vor 2 Minuten hat jemand abgesagt. Wenn`s so gut passt dann soll`s wohl so sein; wenn Sie möchten können Sie den Platz haben." Selbstverständlich wollte ich.

Ich fuhr also zum Seminar „Medialität" mit Gerhard Klügl, dem Vater der Aurachirurgie. Ich freute mich auf ein entspanntes Wochenende, abseits des stressigen Praxisalltags und mit vielen netten Gesprächen mit anderen interessanten Teilnehmern.

Es kam ganz anders.

DIE REISE BEGINNT

Ich kam bereits 3 Stunden vor Seminarbeginn im Hotel an. Nachdem ich meinen Koffer ins Zimmer gebracht hatte, war ich plötzlich wie erschlagen. Ich wollte mich nur kurz aufs Bett legen und dann frühzeitig in den Seminarraum gehen, um Herrn Klügl und einige Teilnehmer bereits vor Seminarbeginn kennenzulernen.

Stattdessen fiel ich in einen betäubten Schlaf. Als ich aufwachte zeigte meine Uhr 17:10 Uhr. Das Seminar hatte vor 10 Minuten begonnen.
Ich hetzte in den Seminarraum, nahezu alle Plätze im Stuhlkreis waren mit aufmerksamen Zuhörern belegt. Herr Klügl unterbrach seine Begrüßungsworte nicht, nickte mir kurz zu und bat dann die Teilnehmer, sich kurz in der Runde vorzustellen.
Die Peinlichkeit meiner Störung hielt sich somit in Grenzen. Aber es sollte nicht besser werden.

Kurz bevor es an mir war, mich vorzustellen, fühlte ich plötzlich wieder dieses unglaubliche Erschlagensein. Dazu kam ein Druck auf der Brust wie von einem Felsbrocken. Ich konnte kaum atmen und fühlte gleichzeitig Panik in mir aufsteigen, die mich zur Flucht aus dem Seminarraum zwang.

Vor der Tür blieb ich wie in Trance stehen. Nach einer gefühlten Ewigkeit bemerkte ich die stützende Hand und beruhigende Worte, die von einer Frau kamen. Sie stellte sich als Brigitte Kellermann vor. Die freundliche Seminar-Organisatorin aus München. „Das war ja heftig", sagte sie ruhig und lächelte. „ Kommen Sie mit in mein Zimmer, ist gleich da drüben."

Nach einem Glas Wasser und einer Behandlung, die ähnlich aussah wie das, was ich bereits aus dem Internet-Video mit Gerhard Klügl kannte, fühlte ich mich deutlich besser.

Ich entschuldigte mich bei meiner Helferin und sagte ihr, dass es normalerweise nicht meine Art ist, in dieser Form auffällig zu werden. Brigitte bot mir zuerst das „du" an und erklärte mir dann, dass es „halt mal vorkommt, dass bestimmte Energien nicht wollten, dass jemand sich energetisch weiterentwickelt." „Ist meistens ein positives Zeichen; dann wirst du bestimmt eine Begabung haben, Gutes zu tun", sagte sie lapidar. Und in mir stieg wieder Panik hoch.

Das nächste, woran ich mich erinnere, ist das Gesicht von Gerhard Klügl. Er macht Bewegungen in der Luft um meinen Hals und Brustkorb und sprach beruhigend auf mich ein. Von Minute zu Minute ging es mir besser, die Panik reduzierte sich und ich fühlte mich wohl und gut aufgehoben. Herr Klügl teilte die Sicht von Brigitte. „Das ist was Energetisches!" sagte er bestimmt. „Das passiert schon mal, wenn jemand sehr offen ist für diese Dinge. Gut, dass du zuerst in dieses Medialitäts-Seminar gekommen bist. Bei der Aurachirurgie-Ausbildung hab ich nicht soviel Zeit." Gelassen drehte er sich zur Tür. „Ich muss ins Seminar. Wir sehen uns später." Und mir ging es richtig gut.

Meine erste persönliche Erfahrung mit der Aurachirurgie

kam somit viel schneller als erwartet. Statt wie andere monatelang auf einen Termin bei Gerhard Klügl warten zu müssen, kam er zu mir. Spontan und ohne Voranmeldung. Und ich konnte die unglaubliche Wirksamkeit der Aurachirurgie direkt erfahren.

Wenn das kein gutes Omen war.

ERSTE ERFAHRUNGEN MIT DEM QUANTENFELD

Den überwiegenden Teil des Medialitäts-Seminars konnte ich dann doch genießen. Ich lernte, mich vor energetischen Angreifern zu schützen und mich auf Schwingungen von Gegenständen einzustellen und so sogar Momentaufnahmen aus dem Leben ihrer früheren und aktuellen Besitzer zu erspüren.

Dabei halfen uns einige ganz praktische Übungen. So gab mir eine Assistentin von Herrn Klügl einen Löffel in die Hand und bat mich, „einfach mal rein zu spüren. Schau mal ob da was kommt, an Bildern oder Gefühlen oder anderes."

Als ich den Löffel eine Weile in der Hand gehalten hatte, „sah" ich das Bild einer Frau mittleren Alters vor mir. Sie trug ein Kleid im Stil um das Jahr 1900 und schien eine selbstbewusste und selbstständige Frau zu sein.

Diese Frau lebte offensichtlich in einer Stadt mit Sicht auf hohe Berge. Es war Sommer. Und sie schien ein Buch zu schreiben über Reisen in fremde und exotische Länder.

Dann wurde das Bild verschwommen und es erschien ein anderes. Diesmal handelte es sich um eine junge Frau, die wie eine Braut gekleidet war. Auch sie schien eine selbstbewusste Persönlichkeit zu sein. Und es war eindeutig: sie wollte ihren Bräutigam nicht heiraten.

Bevor ich mich näher in dieses Gefühl vertiefen konnte, brach Gerhard Klügl die Übung ab und fragt nach unseren Erlebnissen. Ich erzählte von den Bildern, die ich gesehen hatte.

Und ich war erstaunt über die Ähnlichkeiten zur realen Geschichte des Löffels, die uns die Assistentin Karina daraufhin erzählte:

Der Löffel gehörte ihrer Ururgroßmutter. Sie lebte um die Jahrhundertwende des 20. Jahrhunderts in Österreich. Sie betrieb ein Ladengeschäft in der Hauptstadt Wien. Und sie träumte davon, in fremde Länder wie Indien zu reisen. Da das auf Grund ihrer finanziellen Lage nicht möglich war, schrieb sie Romane, die dort spielten.

Karina selber bekam den Löffel von ihrer Großmutter als Geschenk zu ihrer Hochzeit. Diese Hochzeit fand allerdings nie statt. Einige Tage vor der Trauung entschied sie, ihren Verlobten doch nicht zu heiraten.

Also kann man tatsächlich aus einem physischen Löffel Informationen aus einer anderen Zeit erhalten? Esoterischer Schmarrn oder quantenphysikalisches Basiswissen? Lasst uns den Fachmann fragen:
„Für uns gläubige Physiker", schrieb Albert Einstein „hat die Scheidung zwischen Vergangenheit, Gegenwart und Zukunft nur die Bedeutung einer wenn auch hartnäckigen Illusion."

Ich war auf dem besten Weg, mich zu einer „gläubigen Physikerin" zu entwickeln. Fasziniert von diesen Erfahrungen meldete ich mich kurze Zeit später zur Aurachirurgie-Ausbildung an.

Ach ja, das Seminar war natürlich ausgebucht. Aber das hab ich ignoriert. Und deshalb bekam ich doch noch einen Platz. Wie das geht, erkläre ich euch gleich.

WUNDER GESCHEHEN LASSEN: QUANTENPHYSIK FÜR JEDERMANN

Die Quantenphysik und auch die Aurachirurgie gehen davon aus, dass alles Wissen bereits vorhanden ist, gespeichert im sogenannten Quantenfeld. Diese Informationen sind nicht einer elitären Gruppe spiritueller Gurus vorbehalten, sondern jedem Menschen verfügbar. Vorausgesetzt, er lässt sich auf dieses Quantenfeld ein und fokussiert seine ganze Konzentration auf einen bestimmten Punkt.

„Was sind denn Quanten?" fragst du zu Recht. Also, Quanten sind eigentlich kleinste Portionen der uns umgebenden Wirklichkeit. Portionen, die nicht mehr teilbar sind; jedenfalls nicht zum heutigen Stand unserer Wissenschaft.

Ich schreibe bewußt Portionen und nicht Teilchen, denn so ein Quantum ist manchmal Teilchen und manchmal Welle.

Diese Erkenntnis, dass jede Materie (Elektronen, Protonen, Atome, Moleküle,...) nicht nur Teilcheneigenschaft besitzt, sondern auch als Welle beschrieben werden kann, ist eine der wichtigsten Errungenschaften der modernen Physik.

Daraus erschließt sich ein zentraler Satz der Quantenphysik, der da lautet: „Die Energie folgt der Aufmerksamkeit."

Werner Karl Heisenberg, einer der bedeutendsten Physiker des 20. Jahrhunderts, hat diese These in seiner Unschärferelation postuliert. Es bedeutet, dass der aktuelle Aufenthaltsort und die Geschwindigkeit eines Teilchens nie gleichzeitig gemessen werden können. Erst durch die Messung selbst entscheidet sich, ob es sich um ein Teilchen in einem begrenzten Raum (Ort) oder um eine Welle handelt, die sich über weite Räume ausdehnt (Geschwindigkeit).

Oder um es mit einem (von dem Zellbiologen Bruce Lipton entliehenen) Beispiel zu sagen: Diese Quanten sind wie deine jugendlichen Söhne und Töchter; entweder du weißt, wo sie sich (statisch) befinden (z.b. vor dem Fernseher auf dem Sofa) oder sie bewegen sich (in einer Diskothek, einem Club oder ähnliches, wo du nicht dabei bist). Du wirst es nicht schaffen, sie gleichzeitig an einem bestimmten Ort und! bei einer bestimmten, messbaren Bewegung deiner Wahl (z.b. Rasenmähen im elterlichen Garten) beobachten zu können.

Das Phänomen besteht aber nicht aus sich selbst heraus, sondern nur in Wechselwirkung mit einem Beobachter und den Erwartungen des Beobachters. In diesem Fall mit dir. Ein anderer Beobachter mit anderen Erfahrungen und anderen Erwartungen würde mit Sicherheit ein anderes Ergebnis produzieren. Schwierig zu verstehen? Na, eigentlich ist es ganz einfach. Also, du gehst wahrscheinlich schon von vornherein davon aus, dass dein Sohn sowieso nicht vom Sofa wegzubekommen ist. Deine Erfahrungen der vergangenen Monate steuern deine Erwartungen. Die Wechselwirkung mit einem anderen Beobachter, z.b. einem Freund deines Sohnes, wird sicher andere Ergebnisse bringen…

Was wiederum für den Beobachter bedeutet: „Indem ich etwas beobachte, also fokussiere, erschaffe ich es." Im Klartext: das, worauf Du Dich konzentrierst (indem du es erwartest) wird eintreten. Vereinfacht gesagt: Du erschaffst Dir Deine eigene Realität. (Funktioniert bei dem Beispiel mit den Jugendlichen allerdings nur bedingt; die Ausnahme bestätigt wie immer die Regel).

Probiere es aus: Vor Deiner Stammkneipe gibt es nie einen Parkplatz?! Und das weißt du genau, denn es geht dir jedes Mal so, dass du 2 Häuserblocks weiter parken mußt. Du denkst schon beim Losfahren zu Hause: "Oh Mann, es gießt wie aus Eimern. Garantiert finde ich wieder keinen Parkplatz in der Nähe. Bestimmt bin ich triefend nass, wenn ich endlich in der Kneipe ankomme." Und prompt passiert es (wieder)?!

Wenn Du heute losfährst, sag Dir stattdessen: "Super. Genau wenn ich ankomme, fährt einer raus. Ich parke direkt vor der Kneipe und drinnen ist mein Lieblingsplatz auch noch frei. Ich bin ein Glückskind!" Tu das mit echter Freude und Du wirst sehen, prompt passiert genau das. Denn Du hast Dich auf einen, deinen Wunschparkplatz fokussiert.

In der Aurachirurgie fokussieren wir unsere Aufmerksamkeit auf die Aura, also den feinstofflichen Körper unseres Patienten. Und wenn wir uns auf diesen Patienten einlassen, können wir seine Aura gewissermaßen für unseren feinstofflichen Tastsinn statisch erfassbar machen.

Dabei ist es für den Aurachirurgen zwingend notwendig, völlig neutral an einen Patienten heranzugehen. Das ist wohl eine der schwierigsten Übungen überhaupt für uns Menschen. Tendieren wir doch stark dahin, eine einmal gemachte Erfahrung sofort auf ähnliche Fälle zu übertragen und zu verallgemeinern.

Während meiner Ausbildung bei Gerhard Klügl lernte ich

mich zu fokussieren und bei meinen Patienten die Aura, die ich bisher nur sehen konnte, auch zu tasten.

Wenn der Patient mit mir in Resonanz geht, dann ist eine Behandlung in der Aura, also im feinstofflichen Bereich möglich. Diese Behandlung ist keine Zauberei. Sie ist „einfach nur" der Austausch von Informationen zwischen zwei Parteien. Die Quantenphysik hat wieder eine Erklärung dafür: die Quantenverschränkung.

Einfach ausgedrückt: Zwei Teilchen treffen sich irgendwann während ihrer Reise, tauschen sich aus und wenn sie sich wieder auf unterschiedliche Wege begeben, bleiben sie trotzdem die ganze Zeit in Kontakt. Dabei teilen sich diese Teilchen ihre energetischen Zustände und damit ihre Informationen. Und zwar in Echtzeit (Synchronizität ist das Fachwort, falls du mal damit angeben möchtest). Also genau jetzt. Ganz nebenbei ist das auch die einfache, aber logische Erklärung für das Funktionieren von Fernheilungen. Austausch von Informationen im Quantenfeld. Schon wieder ein Zauber physikalisch aufgedeckt. Wie unromantisch.

Zurück zur Aurachirurgie. Vor einer Behandlung taste ich also die Aura meines Patienten ab, die ich meist in etwa 20 cm Entfernung zu seinem Körper spüre. Dabei konzentriere ich mich vollständig auf die Schwingung des Patienten, um energetische Blockaden aufzuspüren.
Eine Blockade zeigt sich meist, indem ich mit meinen Händen regelrecht in seiner Aura hängenbleibe. Eine klare Information, die ich dann „nur noch" mit Hilfe meines Patienten zu entschlüsseln brauche.

Da, wo sich Blockaden in der Aura zeigen, hat der Mensch häufig auch körperliche Beschwerden. Und über die verschränkten Quanten kann ich meinem Patienten dann die Heilinformation zukommen lassen, die er benötigt. Seine Zellen integrieren diese Informationen dann und das

Symptom, an dem der Patient leidet, kann behoben werden.

Für alle, die es genauer wissen wollen: Das Buch des amerikanischen Biologen Bruce Lipton mit dem Thema „Intelligente Zellen" erklärt die Hintergründe. Er zeigt anhand wissenschaftlicher Erkenntnisse über die biochemischen Funktionen unseres Körpers, dass sowohl unser persönliches Leben als auch unser kollektives Miteinander durch die Verbindung zwischen Geist und Materie gesteuert werden.

Soweit die Theorie, die ich verstanden und für logisch befunden hatte. Der vierte Seminarblock meiner Ausbildung zur Aurachirurgin stand vor der Tür. Ich freute mich sehr darauf. Aber um überhaupt teilnehmen zu können, sollte ich bereits die erste praktische Herausforderung meistern.

FALL 1: AURACHIRURGIE BEI EINER ROTTWEILER-DAME

Wir wohnen mit einer Hündin zusammen. Sie ist ein Rottweiler-Schäfermix und hört (meistens) auf den Namen Meggi. Während unserer Seminare und Reisen logiert Meggi in einem Hundehotel in unserer Nähe.

Einige Tage vor Beginn des vierten Aurachirurgie-Seminars begann Meggi, ihr Schlafkissen zu zerrupfen und ein Nest zu bauen. Sie war anhänglicher als sonst und wich mir nicht mehr von der Seite. Wenn ich in meine Praxis fuhr, fraß und trank sie nicht, bis ich wieder zu Hause war. Ihren Ball, den sie uns normalerweise zum Werfen und Spielen bringt, hütete sie wie einen Säugling. Kurzum: Meggi war scheinträchtig!

In diesem Zustand konnte ich sie nicht ins Hundehotel bringen; ich konnte sie aber auch nicht mit zum Seminar nehmen. Und im Gegensatz zu sonst zeigte sie auch auf das sorgfältig gewählte homöopathische Arzneimittel keinerlei Reaktion.

Prima, ich hatte mir meinen ersten Fall geschaffen.

Erinnert Ihr Euch an das Gesetz: "Die Energie folgt der Aufmerksamkeit"? Hier ist es in Reinkultur: Ich dachte an meine Ausbildung zur Aurachirurgin. Ich war ziemlich unsicher, ob ich das auch tatsächlich richtig machen könnte. Und wie sollte ich denn anfangen, welcher Fall wäre wohl einfach genug, dass ich ihn als ersten Übungsfall nutzen könnte... Dieser Fall war es offensichtlich...

Also stand jetzt meine erste große Operation in der Aura bevor. Diagnose: Scheinschwangerschaft bei einer 9 Jahre alten Hündin, homöopathieresistent. Therapie: Aurachirurgische Ausschabung.

Nun ist es eine Sache, die Ausbildung zur Aurachirurgin bei Gerhard Klügl zu machen, gemeinsam mit anderen Heilpraktikern und Ärzten. Aber eine völlig andere Sache ist es, alleine zu Hause das Gelernte in die Tat umzusetzen, ohne allzu sehr an der Methode und meiner Befähigung, sie umzusetzen, zu zweifeln.

Trotz meiner jahrelangen Arbeit im Bereich der Energiemedizin bin ich nicht frei davon, die Methoden immer mal wieder zu hinterfragen. Auf ihre Verlässlichkeit zu prüfen. Und aus Gesprächen mit vielen Therapeuten weiß ich, dass dieses Phänomen selbst unter den erfolgreichsten Kollegen verbreitet ist.

Mit einem Heidenrespekt legte ich also mein OP-Besteck bereit und holte Meggi zu mir. Da wir zwei einen ehrlichen Umgang miteinander pflegen, erzählte ich ihr von der anstehenden Operation und dem erhofften Ergebnis. Sie legte sich neben mich und döste.

Ich tastete Meggis Aura, so wie ich es bei Gerhard gelernt hatte. Ich war mir nicht sicher: konnte ich tatsächlich eine Blockade in ihrer Gebärmutter spüren oder bildete ich mir das ein? Egal.

Entweder die Aurachirurgie ist völliger Quatsch, dann passiert schlimmstenfalls gar nichts. Oder sie ist eine funktionierende Heilmethode. In diesem Fall habe ich nach meiner jahrelangen Praxiserfahrung und der Ausbildung zur Aurachirurgin genügend Wissen, um die Operation durchzuführen.

Ich stellte mir also Meggis Anatomie ganz plastisch vor. Dann begann ich die Operation in der Aura, also „in der Luft", etwa 20 cm von Meggis physischem Körper entfernt. Zuerst rasierte ich in einiger Entfernung von ihrem Körper in der Aura Genitalbereich und Oberschenkel der Hündin und desinfizierte sie mit einer energetischen Jodlösung.

Den Gebärmuttermund ließ ich mit visualisierten Klemmen festhalten, dann habe ich den Gebärmutterhals vorsichtig erweitert.

(An dieser Stelle ein herzlicher Dank an youtube, wo ich einen Film gefunden hatte, der mir viel geholfen hat. Denn als Human-Heilpraktikerin hatte ich bis dato wenig Ahnung von der Anatomie einer Hündin.)

Anschließend habe ich mit einem scharfen Instrument den Gebärmutterhals und die Gebärmutterhöhle vorsichtig ausgeschabt und die Gebärmutterschleimhaut abgetragen. Selbstverständlich alles in ihrer Aura; ihren physischen Körper habe ich nicht berührt!

Während der ganzen Zeit hat sich Meggi nicht bewegt. Sie lag völlig ruhig und entspannt neben mir und schien die Operation sogar zu genießen.

Ich hingegen war hochkonzentriert und angespannt. Standen doch das Wohl meiner Hündin und die Teilnahme am Seminar auf dem Spiel. Ich seh' dich ungläubig schmunzeln. Warte mal ab, es kommt noch besser!

Nach vollendeter Tat haben wir beide etwas geschlafen. Ich wurde nach einer Stunde von Meggi geweckt. Sie hatte ihren Ball im Maul und schubste mich. Sie wollte, dass ich den Ball werfe und mit ihr spiele. Sie baute auch kein Nest mehr und als ich abends nach einigen Stunden in der Praxis nach Haus kam, hatte sie ihren Futternapf vollständig leergefressen.

Meine erste aurachirurgische Operation war geglückt! Die Scheinträchtigkeit war beendet, Meggi konnte ins Hundehotel und ich zum Seminar zu Gerhard Klügl. So konnte es weitergehen!

QUANTENVERSCHRÄNKUNG: SYMPTOME AUS DER EWIGKEIT

Wir wissen bereits, dass Albert Einstein die lineare Zeit nur für eine Illusion hielt. Und auch heutige Wissenschaftler schließen sich seiner Meinung an.

So stellt der Physiker Prof. Dr. Markolf Niemz in seinem Buch „Lucy mit c" die Hypothese auf, dass der Begriff der Ewigkeit sozusagen alle Zeitabschnitte beinhaltet. Das schließt die Zeit nach dem physischen Tod ausdrücklich mit ein. Er beschreibt das unter anderem so:

" Von der Erde aus betrachtet vergeht für alles, was sich mit Lichtgeschwindigkeit fortbewegt, keine Zeit. Folglich auch für eine sich mit Lichtgeschwindigkeit ausbreitende Seele. Wenn also unsere Seele tatsächlich mit dem körperlichen Tod auf Lichtgeschwindigkeit beschleunigt wird (Anmerkung: was er im vorherigen Text hypothetisch belegt), steht für die Seele – von der Erde aus betrachtet – die Zeit still. Die Theologie hat einen Begriff geprägt, der genau diesen Zustand beschreibt: die Ewigkeit."

Die Informationen aus dem Leben vor dem Tod bleiben

im Gedächtnis der Seele gespeichert und werden, Quantenverschränkung sei Dank, mit der nächsten Materialisierung (Re-inkarnation, zu deutsch: Wieder-Fleisch-Werdung) in Echtzeit an die Zellen des Körpers weitergegeben. Und hier werden sie in das Leben integriert. Negativ wie positiv, aus Sicht des Menschen, der dieses Leben aktuell durchlebt.

Kann es sein, dass manche Menschen eine besonders intensive Erinnerung an bestimmte Fähigkeiten haben? Macht vielleicht dieses erinnerte Wissen, das im Vorleben erworben wurde, diese Menschen zu Wunderkindern? Auf diese Weise könnte erklärt werden, warum Wolfgang Amadeus Mozart bereits mit 5 Jahren seine ersten Kompositionen veröffentliche, und mit 6 Jahren erste Konzertreisen für den Wunderknaben organisiert wurden.

Und ist das die Erklärung dafür, dass auch umgekehrt die Ursache für eine körperliche und/oder psychische Symptomatik in einem „mörderischen" Ereignis aus einem früheren Leben zu suchen ist, das sich im energetischen Gedächtnis festgesetzt hat?
Zum Beispiel so wie bei Christine.

CHRISTINE, 22 - WASCHZWANG, ÄNGSTE UND EKZEM AN BEIDEN HÄNDEN

Christine ist eine junge Frau von 22 Jahren. Sie hat seit einigen Jahren einen Waschzwang entwickelt, der sich insbesondere auf ihre beiden Hände bezog. Die Haut ihrer Hände war bis kurz über die Handgelenke dunkelrot, völlig ausgetrocknet und rissig. Christine beschreibt das Gefühl so: „Sie brennen wie Feuer. Aber ich habe ständig das Gefühl, dass sie irgendwie schmutzig sind, und sehr heiß".

Christine lebt seit ihrem 9. Lebensjahr vegetarisch, weil der Geruch insbesondere von gebratenem Fleisch ihr starke Übelkeit verursacht.

Sie hat eine deutliche Abneigung gegen die USA, obwohl sie noch nie dort war. Eine Reise in die Vereinigten Staaten kommt für sie nicht in Frage.

Vor Strom hat sie: „richtig heftigen Respekt, mich gruselt schon, wenn ich eine Glühbirne wechseln muss".

1890 wurde das erste Mal ein Mensch auf dem elektrischen Stuhl hingerichtet. Bis heute wird diese Form der

legalisierten Tötung in den USA praktiziert.
Die Todeskandidaten werden dabei mit Ledergurten festgeschnallt, an den Füßen, an Brust und Bauch und auch kurz über den Handgelenken.

Ein ehemaliger Henker beschrieb in einem Interview der Frankfurter Rundschau vom Oktober 2010 den Geruch des Hingerichteten „so, als ob fetter Schinken gebraten würde."

Ich ließ Christine symbolisch auf dem elektrischen Stuhl Platz nehmen. Sofort wurde sie sehr blass und begann nur flach, aber sehr schnell zu atmen. Ich zog symbolisch den Stecker zum Stromnetz und entfernte in ihrer Aura die Metallkappe auf ihrem Kopf sowie einen Kontakt an ihrem rechten Unterschenkel; die beiden Dinge, die bei den Todeskandidaten für einen Stromschlag durch den gesamten Körper verantwortlich sind. Die Lederfesseln, mit denen ihre Unterarme kurz über den Handgelenken festgeschnallt waren, schnitt ich symbolisch durch.

Danach ließ ich sie aufstehen und ganz bewusst die Zelle ihrer Hinrichtung verlassen.

Nach der aurachirurgischen Beseitigung der Traumaursache ist es besonders wichtig, die Funktionen im Körper des Patienten wieder herzustellen, die in Mitleidenschaft gezogen wurden. Bei Christine handelte es sich in erster Linie um Ihre psychische Verfassung, Ihren Waschzwang und ihren Ekel vor gebratenem Fleisch. Sekundär waren einige inneren Organe sowie ihre Augen betroffen.
Es dauerte eine gute Stunde, bis alle Funktionen wieder hergestellt waren.

Am nächsten Tag rief mich Christine an und berichtete Folgendes: „Der Waschzwang hat sich leicht gebessert. Ich bin heute an einem Imbiss-Stand vorbeigelaufen, wo Steaks gegrillt wurden. Der Geruch hat mir überhaupt nichts ausgemacht. Und das Beste: Meine Hände sind nicht mehr rot!!!"

Bei Christine waren die Ergebnisse der aurachirurgischen Intervention an einer Veränderung ihres Gesundheitszustandes erkennbar. Manchmal finden wir auch bei einer Aurachirurgie-Sitzung im Nachhinein Zeichen, die eine bereits überstandene Erkrankung oder einen Unfall aus dem jetzigen Leben erklären könnten.

So wie bei Peter.

PETER, 46 – LUNGENRISS AUS DEM NICHTS

Peter ist ein Unternehmer Mitte 40. Mit Jeans und T-Shirt und seinen schulterlangen, leicht angegrauten Haaren wirkt er eher wie ein freiheitsliebender Biker, der als „lonely rider" durch das Land cruised denn als wirtschaftlich orientierter Geschäftsmann.

Peter kommt nicht als Patient mit spezifischen Beschwerden und Symptomen in die Praxis, sondern „einfach aus Interesse an der Aurachirurgie". Er gibt sich aufgeschlossen und doch etwas spöttisch, was sich sowohl auf meine Arbeit als auch auf mich als Person beziehen kann.

Für die Aurachirurgie spielt es keine Rolle, ob jemand sie ernst nimmt oder nicht. Auch nicht ob der Patient „daran glaubt" oder nicht. Dem Quantenfeld ist es echt egal, ob ein Menschlein an es glaubt oder eben nicht. Aber nach meiner Erfahrung ist es bei aurachirurgischen Operationen von enormem Vorteil, wenn der Patient spürig ist, also in irgendeiner Form spürt, wenn in seiner Aura gearbeitet wird. Notwendig für ein veränderndes Ergebnis ist es nicht unbedingt. Der Vorteil für ein positives Ergebnis jedoch ist mit Sicherheit unter meinen Aurachirurgie-Kollegen unbestritten.

Peter ist sehr schwer einzuschätzen. Meint er was er sagt oder ist er sarkastisch in seinen Reaktionen auf meine Fragen?

Ich kann ihn nicht greifen, bis ich in seiner Aura auf Höhe des rechten Lungenflügels eine Blockade erspüre. Es fühlt sich an, als ob ein Stück Metall zwischen den unteren Rippen in seiner Lunge steckt. Zeitgleich sehe ich das Bild eines jungen Piloten vor mir, allein in einem altmodischen Kampfflugzeug. Er ist Anfang 20 und trägt eine Ledermütze. Er wird von einem Schrapnell oder ähnlichem getroffen, ein Stück Metall steckt in seiner Lunge. Es ist ihm nicht mehr möglich zu atmen, und er stirbt, noch bevor sein abstürzendes Flugzeug auf dem Boden aufschlägt.

Ich erzähle Peter von dem Bild, entferne aurachirurgisch den Metallsplitter, versorge die Wunde und schließe sie. Als ich fertig bin, erzählt mir Peter, dass er mal „einfach so, weil ich was geschoben habe, einen Lungenriss hatte. Der Arzt hat gesagt, dass wäre eine spontane Reaktion meines Körpers. Das hätte auch im Schlaf passieren können."

Peter hebt sein Hemd hoch und zeigt mir die lange Narbe, die von der Operation mit der Klammerung der Lunge stammt. Diese Narbe verlief exakt an der Linie, an der das Schrapnell in den Rippenbogen und die Lunge des jungen Piloten eingedrungen war.

Peter war zum Zeitpunkt des Lungenrisses 21 Jahre alt.

ANGELIKA SCHLINGER

NICHT IMMER MYSTISCH: VERLETZUNGEN IM AKTUELLEN LEBEN

Die Aurachirurgie ist nicht nur für Verletzungen aus früheren Leben eine alternative Heilmethode. Auch ganz profane diesseits-verursachte Symptome lassen sich hervorragend behandeln.

Warum? Zum einen weil –wir wissen es schon- die Energie der Aufmerksamkeit folgt. Und zum zweiten, weil wir nicht nur aus Materie bestehen. Im Gegenteil. Wieviel Materie sind wir denn eigentlich?

Machen wir mal eine ganz grobe Rechnung:
Unser Körper besteht aus Zellen, und die, in logischer Konsequenz, aus Atomen. Die Durchmesser der unterschiedlichen Atome liegen in der Größenordnung von 10^{-10} m, ihre Massen in einem Bereich von 10^{-27} bis 10^{-25} kg. 10^{-9} ist der Nanobereich, also ein Milliardstel. Und bei 10^{-10} sind wir im Bereich 10 Milliardstel.
Ein Atomkern ist 10.000 mal kleiner als das ganze Atom. Das Volumen entspricht der 3.Potenz, also ist der Raum des Atomkerns eine Billion mal kleiner als der Raum, den das ganze Atom beansprucht (die Volumina der Elektronen sind

praktisch gleich 0). Also ein 10 Milliardstel Prozent. Kannst du dir diese Dimensonen vorstellen? Ich auch nicht!

Aber wenn du die ganze Materie deines Körpers so dicht packen würdest wie möglich, dann hättest du nicht mal die Ausmaße eines Staubkorns.

Fazit: Im Prinzip ist ein Atom praktisch leer. Das heißt, eigentlich bestehen wir deshalb in erster Linie aus leerem Raum!!! (Genau der Raum, in dem wir bei der Aurachirurgie Behandlung arbeiten).

Und in diesem materie-leeren Raum ist dann doch „irgendwas", was uns gesund oder eben krank sein lässt. Dieses „Etwas" ist Energie, Schwingung, Welle oder eben Teilchen, je nachdem, ob wir es beobachten oder nicht. Und wenn wir dieses „Etwas" in die richtige Schwingung bringen, können wir uns möglicherweise von der Krankheit frei machen.

Anmerkung am Rande: Unsere Experten aus der Quantenphysik erkennen das heute, nach viel Denken und Forschen. Dr. Samuel Hahnemann, geboren anno 1755, Arzt und der Begründer der Homöopathie, hat das bereits vor über 200 Jahren erfolgreich umgesetzt.

Kurz abgeschweift: Dr. Hahnemann erkannte, dass die Lebenskraft, wie er es nannte, die Schwingungsverhältnisse des Körpers bestimmt. Fühlt sich der Mensch uneins mit sich und seiner Umwelt, seinem Erleben und Bewerten, dann ruft das eine Unstimmigkeit der Schwingungsfelder hervor. Der Mensch wird krank. Er braucht die „dynamogene Kraft eines Heilmittels" zur Regulierung des Lebensprinzips, welches nach Hahnemann Gesundheit ist. So wird die Lebensharmonie wieder hergestellt und der Patient wird gesund.

Dr. Samuel Hahnemanns Erkenntnis: Das richtige Heilmittel (er nannte es Similimum) schwingt ähnlich wie die Krankheit und kann deshalb eine Heilreaktion auslösen. Um ein Individuum heilen zu können, müssen die gesunden Schwingungsverhältnisse wiederhergestellt werden, denn erst dann kann der Mensch (sich) heilen. Sowohl körperlich, als auch psychisch. Und sogar bei angeborenen Gendefekten (dazu findest du mehr in den Büchern von Dr. Prafull Vijayakar).

Zum Schluß noch ein Zitat von Dr. „Genius" Samuel Hahnemann: „Die Homöopathik kann jeden Nachdenkenden leicht überzeugen, dass die Krankheiten der Menschen auf keinem Stoffe ... keiner Krankheits-Materie beruhen, sondern dass sie einzig der geistartigen, den Körper des Menschen belebenden Kraft (des Lebensprinzips, der Lebenskraft) sind."

So wie auch die Aurachirurgie "an keinem Stoffe" arbeitet, sondern an der geistartigen Aura.

Gisela, die ihr aus dem Vorwort kennt, ist ein erklärter Fan.

GISELA, ALTERSLOS – GRAUER STAR

Gisela ist seit einigen Monaten meine Patientin. Sicher werdet ihr noch einen mystischen Fall von ihr zu lesen bekommen. Heute ist es aber eine ganz körperliche Diagnose, die ihr zu schaffen macht. Der graue Star macht ihr das Sehen zunehmend schwer.

Fragen wir mal Wikipedia, was denn der graue Star (Katarakt) eigentlich ist: „Der graue Star bezeichnet eine Trübung der Augenlinse. Betrachtet man Menschen, die an einem fortgeschrittenen Katarakt erkrankt sind, kann man die graue Färbung hinter der Pupille erkennen, woher sich die Bezeichnung grauer Star ableitet. Die getrübte Linse kann in den meisten Fällen operativ durch ein künstliches Linsenimplantat ersetzt werden. Hauptsymptom ist ein langsamer, schmerzloser Verlust der Sehschärfe (Visus), insbesondere wenn sich die beginnende Trübung in zentralen Bereichen der Linse befindet. Es kommt zu verschwommenem Sehen und zunehmender Blendungsempfindlichkeit, da durch die Linsentrübung eine diffuse Lichtbrechung erzeugt wird. Ebenfalls reduziert sich die Wahrnehmung von Kontrasten, sodass die Patienten ihre

Umwelt „wie durch einen Nebel" wahrnehmen.

Bei der „echten" Staroperation durch den Augenarzt wird die trübe natürliche Linse des Patienten aus dem Auge operativ entfernt und in der Regel durch eine sog. Intraokularlinse aus Kunststoff ersetzt. Das Ersetzen der natürlichen Linse gilt in Fachkreisen als die einzig mögliche Behandlung des grauen Stars. Diese Operation ist meines Wissens die häufigste Operation überhaupt in Deutschland. Minimal invasiv, kurz und relativ schmerzfrei.

Dennoch gibt es einige gravierende Nachteile, die das Implantat gegenüber dem eigenen Organ aufweist. Die beiden, die Gisela am meisten fürchtete, waren zum einen die Tatsache, dass die Kunstlinse sich verschieben kann und dann eine neue Operation notwendig wird. Die zweite ist die Abhängigkeit von einem guten Augenarzt, da eine Kunstlinse lebenslange Kontrolluntersuchungen erfordert.

Die aurachirurgische Behandlung der getrübten Linse unterschied sich bei Gisela völlig von der Operation durch den schulmedizinisch arbeitenden Arzt. Ich habe Gisela den Anatomieatlas in die Hand gegeben und sie hat das abgebildete Auge sozusagen „personalisiert". Dann habe ich die Linse im Atlas, stellvertretend für Giselas eigene Linse, gereinigt und gespült. Die Behandlung war, im Gegensatz zur Operation durch den Arzt nicht schmerzfrei. Gisela hat immer wieder deutlich unangenehme Sensationen empfunden.

Wir hatten, wie immer bei der Quantenheilung, viel Hilfe aus dem Wissen des Quantenfelds. Ich habe mich einfach führen lassen. Oder wie die Schulmedizin sagt, ich habe auf die Placebo-Wirkung gesetzt (gleich mehr dazu im nächsten Kapitel zum Thema Placebo).

Giselas Rückmeldung kam am nächsten Tag per email. Ich

FASZINATION AURACHIRURGIE

drucke sie Euch hier mal wörtlich unverändert in dem ihr eigenen Staccato ab:
„Liebe Frau Schlinger, was die Augen betrifft.. es ist ein Wunder.. auf der Heimfahrt brauchte ich keine Sonnenbrille.. meine Augen tränten nicht, nur ein leichtes Brennen...aber.. meine Sehschärfe ist nicht mehr vernebelt.. Konturen sind klar.. der Begriff, der mir gestern nicht eingefallen ist.. die Kontrastschärfe ist jetzt klar :-)
sonst wenn ich morgens aus dem Bett stieg, war mein erster Griff zur Brille,.. weil ich sonst alles verschwommen sah.. heute Morgen ging ich ohne Brille in die Küche um mir einen Kaffee zu machen, erst als ich lesen wollte.. merkte ich, dazu brauch ich sie noch, aber auch das lesen geht jetzt besser ;-)
der Weitwinkel.. das seitliche Sehen ist wieder klar.. vorher war da immer ein Schleier.
also ich kann nur sagen, danke, ich werde das jetzt mal so beobachten und ihnen die Veränderungen mitteilen.
meinen herzlichen Dank.. freu mich… Gisela M."

Bis heute ist Gisela zufrieden mit der Leistung ihrer Augen.

Ganz so einfach lag der Fall bei Melanie nicht. Ursprung ihrer Probleme war eine Verletzung der Augen durch eine ätzende Salbe.

MELANIE, ANFANG 20 – RISS IN DER HORNHAUT

Im Januar erreichte mich folgende Email:

„Sehr geehrte Frau Schlinger,
durch Recherchen über Aurachirurgie bin ich auf Ihre Praxis gestoßen. Ich würde mich gerne erkundigen, ob es möglich ist, einen Riss/Verletzung in der Hornhaut des Auges feinstofflich zu "nähen". Da meine Augen seit 2 Jahren stark trocken sind, ist die Augenoberfläche noch zusätzlich strapaziert und zeigt Symptome einer Allergie (Bindehautschwellung), deren Ursache leider unbekannt ist. Letzte Woche ist die strapazierte Hornhaut des Auges wieder aufgesprungen. Durch Blinzeln und Augenbewegung reißt das bereits Verheilte immer wieder auf, sodass ein langfristiger Heilerfolg nur schwer zu erreichen ist.
Mit freundlichen Grüßen Melanie"

Melanie hatte bereits 2 Jahre Behandlungsmarathon hinter sich. Bei schulmedizinisch ausgerichteten Ärzten wie auch bei Naturheilkundlern. Eine Terminabstimmung für ihren Besuch war nicht ganz einfach, da sie allein nicht anreisen konnte.

Als sie in meine Praxis kam, schmerzten ihre Augen permanent. Alle 2-3 Minuten musste sie künstliche Tränenflüssigkeit in ihre Augen tropfen, um die Schmerzen erträglich zu halten. Beginn der Probleme war eine Behandlung mit einer Anti-Akne-Salbe, die ätzend auf die Hornhaut der Augen gewirkt hatte.

Bei der Behandlung war Melanie sehr distanziert. Ich spürte deutlich, wie sehr sie angespannt war. Dennoch ließ sie sich auf die merkwürdige Situation ein, als ich ihr den Anatomieatlas gab und sie bat, mir Rückmeldung zu geben, sobald ich mit der Behandlung angefangen hatte.

Zuerst reinigte ich die Hornhaut ihres linken Auges, stellvertretend im Altas. Melanie konnte das spüren. Sie ließ mich wissen, dass sich ihre Augen bereits währenddessen weniger gereizt anfühlten. Dann spülte ich den gesamten Bereich über der Hornhaut mit der Absicht, alle Fremdkörper, die wir vorher entfernt hatten, auszuschwemmen. Zum Schluß bat ich Gott um heilsame Tränenflüssigkeit, die ich dann in die Augen hineinspülte.

Melanie ging es laufend besser. Als die Behandlung beendet war, hatten die Schmerzen deutlich nachgelassen.

Einen Tag später erhielt ich folgende Email von ihr:
„ … Die Hornhaut der Augen fühlt sich wunderbar glatt an, v.a. links, das starke Sandkorngefühl hat ebenfalls rapide abgenommen und der Tränenfilm zusehends an Stabilität gewonnen! Vielen, vielen Dank dafür! So schön haben sich meine Augen schon lange nicht mehr angefühlt! ;). Der Riss im rechten Auge schmerzt manchmal noch leicht (blinzeln + Augenbewegung), aber das ist überhaupt kein Vergleich zu vorher. …"

PLACEBO-EFFEKT - DEIN STOFFWECHSEL GLAUBT AN DICH

Was ist ein Placebo-Effekt? Zuerst die Definition von Planet-Wissen.de :

" Nicht wenige alternative Verfahren helfen den Patienten, obwohl nachgewiesenermaßen keinerlei Wirkung von ihnen ausgehen kann. Fachleute sprechen dabei vom Placeboeffekt."
Oh Mann, niederschmetternd. Nachgewiesenermaßen keine Wirkung. Aber warum wirken sie dem zum Trotz? Zudem frag ich mich erstens, wer sind denn diese Fachleute? Und zweitens, wofür sind sie Fachleute? Vielleicht Marketing-Fachleute der Pharmaindustrie?

Aber dann gibt's da noch Wikipedia. Laut Wikipedia ist ein Placebo „nach klassischer Definition ... ein Präparat, welches in einer für Medikamente üblichen Darreichungsform hergestellt wird, jedoch keine arzneilich wirksamen Inhaltsstoffe enthält." Die Definition gefällt mir schon viel besser. Es ist also (häufig) ein Präparat, dem stimme ich zu. Es enthält keine Inhaltsstoffe, die arzneilich! wirksam sind. Da stellt sich die Frage, was ist denn eine Arznei?

FASZINATION AURACHIRURGIE

Weil wir eben auch eine zufriedenstellende Antwort bekommen haben, fragen wir wieder Wikipedia: „… Arzneimittel werden in der Pharmaforschung entwickelt, wo neue Arzneistoffe identifiziert und experimentelle Arzneimittel in Laborversuchen und klinischen Studien geprüft werden."

Aha, so ist das. Placebos sind also Präparate, die keine Stoffe enthalten, die in der Pharmaforschung entwickelt wurden. Folglich auch nicht als Gebrauchsmuster oder Patent geschützt sind. Und möglicherweise auch noch kostengünstig und frei verfügbar? Eine Frage meinerseits, die zu prüfen ist. Bitte prüf Du einfach selbst und schick mir Dein Ergebnis zu.

Internet sei Dank sind tatsächlich alle Informationen verfügbar. Wir müssen sie nur finden. Und das tun wir auch, wenn wir tief genug graben!

Also Zusammenfassung: Placebos helfen den Patienten, ohne dass Abgaben an die Pharmaindustrie geleistet werden. Richtig?!

Dann versuchen wir mal eine Erklärung zu finden, wie sie wirken. Tun wir mal so, als ob die Inhaltsstoffe Informationen sind. Nach allem, was wir bisher wissen, könnte es tatsächlich so sein.

Informationen, die nicht von der Pharmaforschung entwickelt werden. Einfach deshalb, weil sie schon die ganze Zeit da waren. Nix Neues also, einfach alter Kram. Deshalb nicht patentfähig.

Verständlich? Mein Mann sagt immer, ich soll meine Geistesblitze in Bildern erklären, die den Menschen geläufig sind. Und er ist der Experte im Bereich Postautomation. Bitte sehr, mein Schatz:

Wir wollen Informationen zu einer Zieladresse (unserer Patient, du) bringen. Wenn die Arzneimittel der Pharmaindustrie Briefe wären, die in den Briefkasten geworfen werden (Mund), welcher dann vom Postboten (Schlucken) ausgeleert wird, und in eine Postzentrale (Magen) gebracht werden, wo sie sortiert (verdaut) und an eine andere Verteilerstelle gebracht werden (Darmschleimhaut), von wo die Briefe dann über den zweiten Briefträger (zirkulierendes Blut) zu Deinem Briefkasten (Zielorgan) gebracht werden, wo Du sie dann aufmachst und liest was drin steht, dann ist die Information nach 1-2 Tagen Postlaufzeit bei Deinem Zellstoffwechsel angekommen.

Wenn der Brief unterwegs nicht beschädigt wurde, abhandenkam oder anderweitig materiellen Schaden nahm. Das Arzneimittel der Pharmaindustrie ist also der Brief. Materie.

Und unser Placebo war genau das ja nicht. Nicht zu fassen, im wörtlichen Sinn. Keine Materie, kein Wirkstoff, der messbar ist. In unserem Beispiel nur Information. Und Energie. Eine Email.

Wenn ich sie losschicke, dann steht sie Dir nahezu zeitgleich zur Verfügung.

Und wenn der Experte für Briefpost noch so lange vor Deinem Briefkasten lauert und darauf wartet, dass ein Brief ankommt, den er dann messen könnte. Kommt nix. Die Information ist schon längst bei Dir angekommen.

Wahrscheinlich hast Du sie schon gelesen, darauf reagiert, alle Deine Freunde (anderen Organe) informiert und Maßnahmen ergriffen, um die Informationen umzusetzen (dein Stoffwechsel).

Und der Postbote sitzt immer noch draußen und sagt: „Hier ist nix Messbares angekommen. Da kann nichts wirken."

Und zudem war's auch richtig kostengünstig: Ich habe nicht mal eine Briefmarke gekauft...;-).

Im Bereich Kommunikation hat die Email den Brief abgelöst. Sie ist schneller und kostengünstiger. Sie ist leichter verfügbar, denn ich brauche weder Papier, Umschläge und Briefmarken im Voraus zu besorgen, noch bin ich auf die Öffnungszeiten der Postfiliale angewiesen. Die Email ist das moderne Medium, für schnelle und effektive Kommunikation. Der Brief hat in bestimmten Bereichen und unter gewissen Voraussetzungen noch immer seine Berechtigung, aber als das Medium der Zukunft gilt er ganz sicher nicht mehr. Der direkte Vergleich zur Heilkunde hinkt ein bisschen, das gebe ich gern zu. Aber die Idee hat was, oder?

Vor Jahren habe ich ein Seminar zum Thema Zellstoffwechsel von Dr. Bodo Köhler gehört. In dem erklärte er, dass es im Zellstoffwechsel unseres Organismus 1018 Reaktionen pro Sekunde gibt. Das sind genau 1.000.000.000.000.000.000 Stück. In jeder Sekunde.

Dr. Köhler erklärte auch ganz klar, dass die Psyche ein zentraler Aspekt des Zellstoffwechsels ist, weil bereits die Absicht! von der Zelle umgesetzt wird. Unterstellen wir mal wieder, dass die Quantenphysik Recht hat und verschränkte Quanten in Echtzeit ihre Informationen austauschen. Dann wären das doch mögliche 1018 Reaktionen pro Sekunde auf Grund einer Information, richtig?!

Und nun mal rein hypothetisch: wenn ich also eine ganz bestimmte Absicht habe, zum Beispiel meinem Patienten ein bestimmtes Leiden zu nehmen, brauche ich zuerst mal die Information, also den Wunsch, den Vorsatz, nenne es wie Du magst. Dann brauche ich den Zugang zu den Zellen meines Patienten. Das kennen wir schon: Quantenverschränkung. Und dann müssen meine Informationen noch etwas bei den

Zellen auslösen. Das heißt, die Zellen müssen die Email lesen, in der die Informationen stehen. Jetzt kommt die Absicht ins Spiel.

Normalerweise lesen wir unsere Mails. Jedenfalls die meisten von uns. Wir lesen aber nicht – den Spamordner.

Warum tun wir das nicht? Weil wir „wissen", dass da keine hilfreichen Informationen drin stehen. Nur Müll; vielleicht noch schlimmer; etwas, was unserem System schaden kann.

Und wie kommen die Emails in den Spam-Ordner? Na durch ein Programm, das im Hintergrund läuft. Das haben wir automatisch mitbekommen, als wir unseren Email-Account erstellt haben. Es war gratis, hat nichts extra gekostet. Und die Fachleute (siehe Anfang des Kapitels), die wissen, was wir lesen sollen und was nicht, filtern für uns vor.

Sicherlich werden da viele Emails aussortiert, die uns tatsächlich schaden könnten. Meist hätten wir die auch selbst erkannt (Sie haben 10 Mio. Euro gewonnen, schicken Sie uns ihre geheime Bank-Pin und wir überweisen…). Aber manchmal filtert der Automatismus auch Informationen raus, die wir gern gelesen hätten. Die Mail einer lieben Freundin, die Mail eines Info-Blogs, der einfach zu viele Adressen in seinem Verteiler hatte oder andere. Aber wir erfahren das gar nicht, weil wir unseren Spam-Ordner regelmäßig, und aus Zeitgründen ungelesen, löschen.

So ähnlich filtern unsere Erfahrungen auch die Informationen, die uns von außen erreichen. Da erzählt jemand was über Geistheilung, Quantenmedizin, Aurachirurgie. Das landet ungehört im Spam-Ordner unseres bisherigen Lebens.

Denn wir haben ja seit unserer Kindheit gelernt, dass der Doktor uns gesund macht; dass wir nicht Herr oder Frau über unseren Körper sind. Wenn ich krank bin, gehe ich zum Arzt. Der kennt meinen Körper viel besser als ich. Der gibt mir Arznei (das Wort kennen wir schon ☐), damit ich wieder gesund werde. Und auch für die Vorsorge ist er zuständig. Vorsorgeuntersuchungen, Impfungen (keine Angst, da reite ich jetzt nicht drauf rum), immer ist er der Experte.

Woher weiß der Herr Doktor immer so genau, was uns gut tut? Na er macht laufend Weiterbildungsseminare. Wo? Bei denen, die die Arznei herstellen, denn die haben sie ja entwickelt und getestet. Und sind die Fachleute (das Wort hatten wir auch schon) für ihre Produkte. Und weil der Arzt der Experte für unsere Gesundheit ist, ist er unser Ansprechpartner. Von ihm „wissen" wir, was wirkt. Und den Rest legen wir ab. Unter Spam.

Tipp: Wenn die Quantenmedizin bei Dir (noch) nicht gewirkt hat, lies doch mal Deinen Spam –Ordner. Weitere Spams erhältst Du auf Anfrage auch bei mir.

Genug abgeschweift! Zurück zur Aurachirurgie: Also ich habe die Absicht, meinem Patienten Linderung zu verschaffen. Ich habe den Kontakt zu seinen Zellen gefunden, die via Quantenverschränkung von meiner fokussierten Absicht erfahren. Und weil der Mensch ein Konglomerat seiner Zellen ist, die ja in Echtzeit miteinander kommunizieren können, kann es vorkommen, dass er sich bereits während der aurachirurgischen Behandlung sehr viel wohler fühlt. So wie Melanie.

Oder auch Renate.

RENATE, ANFANG 60 – CHRONISCHE BAUCHSCHMERZEN SEIT DER KINDHEIT

Renate war Anfang 60, als sie auf Empfehlung ihrer Schwester zu mir kam. Seit ihrer frühen Kindheit quälten sie heftige Bauchschmerzen. Im Laufe der Jahre hatte sie unterschiedlichste Ärzte und Behandlungen hinter sich gebracht, schmerzfrei war sie nie. Die Schmerzen zogen durch ihren kompletten Bauchraum. Auch hatte sie immer wieder Probleme in dem Bereich zwischen ihrer Brustwirbelsäule und der rechten Schulter.

Sie hatte in ihrer Kindheit wie auch in den darauf folgenden Jahren einige schwierige Situationen und traumatische Ereignisse erlebt, sodass es ein Leichtes war, sie in die Schublade der psychosomatischen Störungen zu stecken.

Wir fanden während der Aurachirugie-Sitzung eine andere Ursache für ihre organischen Probleme. Nämlich eine Folter- und Hinrichtungsmethode, die vom Altertum bis in die beginnende Neuzeit auch in unseren Breiten praktiziert wurde. Das Pfählen.

Bekannt für diese Tötungsart wurde Fürst Vlad Tepec (1431-1477), der viele seiner Opfer pfählen ließ und der Legende nach inmitten der Gemarterten sein Mahl einzunehmen pflegte. Er bekam den Beinamen "der Pfähler", was in seiner Sprache "Dracul" hieß.

Dem Opfer, männlich, wurde der zwar spitze, aber oben abgerundete Pfahl in den Anus, der Frau dasselbe entweder in den Anus oder die Vagina getrieben. Damit er auch hielt bis in eine Tiefe von ca. 30 cm. Darauf wurde dann der Pfahl mitsamt dem Opfer aufgestellt und in einem vorher gegrabenen Loch fixiert.

Das Opfer litt fürchterliche Qualen, denn der Pfahl bahnte sich seinen Weg durch den Körper des Opfers, schob oft die lebenswichtigen Organe unverletzt zur Seite, was den Todeskampf erheblich verlängerte. Der Pfahl trat dann beim Hals an der Schulter oder zwischen der Brustwirbelsäule und dem Schulterblatt wieder aus dem Leib aus. Der komplette Bauchraum war betroffen, wenn auch die einzelnen Organe nicht oder kaum verletzt waren. Getrieben wurde der Pfahl nur durch das Körpergewicht des Opfers, was meistens lange Zeit, manchmal durchaus einige Tage dauerte.

Ich hob Renate vom Pfahl und versorgt die Wunden im Bauchraum sowohl in ihrer Aura als auch im Anatomieatlas. Ich erspürte die Austrittsstelle des Pfahls in Renates Aura und verschloss sie aurachirurgisch. Später sagte mir Renate, dass sie genau an dieser Stelle häufig von sehr intensiven Schmerzen geplagt worden war.

3 Wochen später erreichte mich folgende Email:
„Liebe Frau Schlinger,
Rückmeldung zu meiner Behandlung vom 24.07.. Seit meiner Kindheit habe ich immer wieder auftretende Bauchschmerzen. Kein Arzt konnte mir bis jetzt helfen. Sie

haben mich vom Pfahl gehoben haben und den Pflock, der durch meinen Körper getrieben wurde entfernt. Seit diesem Moment habe ich absolut keine Bauchschmerzen mehr. Es ist so wundervoll. Ich bin so dankbar. Ich umarme Sie. Renate J."

Liebe Renate, gern geschehen. Aber bitte denken Sie daran, dass ich nur eine Information gegeben habe. Gesund geworden sind Sie selbst!

MATERIE – ENERGIE – INFORMATION – EMOTION

Kennst du die Geschichte von dem LKW Fahrer, der in seinem Tiefkühllaster eingesperrt war? Er hatte gerade den Kühlbereich gereinigt, als die Tür zu fiel und das Schloss einrastete. Von innen ließ sich die Tür nicht öffnen, und sein Kollege war bereits nach Hause gegangen. Der arme Mann war gefangen und es sah so aus, als müsse er die ganze Nacht in seinem kalten Gefängnis verbringen.

Er wurde am nächsten Tag gefunden. Tot. Seine Muskeln waren steif und er zeigte alle Zeichen einer Erfrierung. Na klar, denkst du. Er war Stunden im Tiefkühllaster eingesperrt. Jetzt kommt das Bemerkenswerte: Der Kühllaster war nicht in Betrieb! Und es war ein sommerlicher Tag. Es gab ganz sicher keine arktischen Temperaturen im Wagen.
Warum also ist der Mann erfroren?

Bruce Lipton hat es uns in seinem Buch „Intelligente Zellen" erklärt: Die Zellen reagieren bereits auf die „Absicht", eigentlich auf den Fokus. Nun hatte der LKW-Fahrer sicher nicht die bewusste Absicht, zu erfrieren. Aber seine Erfahrungen ließen ihn zum Einen „wissen", dass in einem Tiefkühllaster (im laufenden Betrieb) Temperaturen im zweistelligen Minusbereich herrschen. Und zum Zweiten „wusste" er, dass ein Mensch bei Minustemperaturen ohne Kälteschutz nicht lange überleben kann und erfriert.

Diese beiden „unumstößlichen Wahrheiten" bestimmten seine Wahrnehmung. All seine Emotionen richteten sich darauf aus. In seinem Fall war es wohl ausschließlich und fokussiert die Angst vor dem Tod durch Erfrieren. Denn was er, blind vor Angst, nicht bemerkte war die Tatsache, dass die Kühlaggregate nicht in Betrieb waren.

Er hatte sich durch seinen Fokus und die dazu passenden Emotionen seine tödliche Realität geschaffen.

Was genau sind denn diese mächtigen Emotionen? Inzwischen, aus reiner Gewohnheit, fragen wir wieder Wikipedia: „Das Fremdwort Emotion benennt ein Gefühl, eine Gemütsbewegung und seelische Erregung."

So auch bei unserem LKW-Fahrer. In seinem Fall handelte es sich um das Gefühl der Angst, die ihn und sein gesamtes Bewusstsein auf diesen einen Punkt „schutzlos der arktischen Kälte ausgeliefert zu sein" konzentrierte.

Wikipedia weiter: „Sie (die Emotion) ist ein psychophysiologisches, auch psychisches Phänomen, das durch die bewusste oder unbewusste Wahrnehmung eines Ereignisses oder einer Situation ausgelöst wird. Das Wahrnehmen geht einher mit physiologischen Veränderungen, spezifischen Kognitionen, subjektivem Gefühlserleben und reaktivem Sozialverhalten. Die Psychophysiologie befasst sich mit den Beziehungen zwischen psychischen Vorgängen und den zugrundeliegenden körperlichen Funktionen. Sie beschreibt, wie Emotionen, Bewusstseinsänderungen und Verhaltensweisen mit Hirntätigkeit, Kreislauf, Atmung, Motorik und

Hormonausschüttung zusammenhängen." (Die zusammenfassende Kurzversion von Bruce: „Die Zellen reagieren bereits auf die Absicht")

Der Körper des Menschen weiß, wie er sich bei Kälte verhalten muss. Erst versucht er, die Körperkerntemperatur konstant zu halten. Durch automatisiertes Muskelzittern produziert er Wärme. Das kennen wir alle. Zusätzlich ziehen sich die Blutgefäße in den Armen und Beinen zusammen und verringern die Durchblutung der äußeren Körperregionen. Es entsteht eine „Schale", in der das kalte Blut bleibt. Ein Austausch der Körperwärme zwischen Schale und Körperkern findet nach einer Weile kaum noch statt.

Bleibt der Mensch in der kalten Umgebung, trübt sein Bewusstsein immer mehr ein. Es scheint, als ob der Mensch schläft. Dann kommt es auch zu einer Abschwächung der Reflexe. Dadurch hört das Muskelzittern auf. Sinkt die Körpertemperatur auf weniger als 28 °C ab, kommt es zum Verlust des Bewusstseins, einem unregelmäßigen und abgeschwächten Puls, und dann zu einem Atem- und Kreislaufstillstand infolge von Herzrhythmusstörungen. Unser Patient stirbt.

Das Spannende ist jetzt: All diese körperlichen Abläufe können also nicht nur durch tatsächliche Minusgrade in der Umgebung verursacht werden, sondern bereits allein durch die reale panische Angst davor. Und den so verursachten hochemotionalen Fokus, den wir genau auf dieses Thema richten.

Also Tod durch Einbildung. Das ist neu, oder?
Nicht wirklich. Nun musst Du nicht gleich an der schädigenden Information sterben. Oft genug wird Deinem Körper einfach nur die Heilung richtig schwer gemacht. Das Phänomen ist bekannt unter dem Begriff „Nocebo".

Roland ist es genau so passiert.

ROLAND, 58 – DACHDECKER (WIEDER) MIT WEITSICHT

Roland ist ein „gestandener Handwerker". Er führt seit über 30 Jahren seine eigene Dachdeckerfirma. Seine Frau ist eine hervorragende Köchin und versorgt ihn mit gesundem, nährstoff- und vitaminreichem Essen. Durch tägliche körperliche Arbeit an der frischen Luft ist er trainiert und „eigentlich" gesund. Dennoch hat er eine körperliche Herausforderung, die ihn einschränkt.

Vor etwa 25 Jahren hatte er im Hochsommer einen Auftrag für Renovierungsarbeiten auf dem Dach eines mehrstöckigen Hauses. Er arbeitete den ganzen Tag über in der gleißenden Sonne. Es gab keinen Schatten, und den Wasserverlust durch permanentes Schwitzen konnte er allein durch Trinken gar nicht ausgleichen. Dadurch platzte eine Ader in seinem rechten Auge. Es lief Blut in das umliegende Gewebe, sodass das Auge völlig rot war. Roland konnte durch dieses Blut nicht mehr durchsehen.

Der Augenarzt hatte ihm gesagt, dass dieser Erguss durch den Körper selbst wieder abtransportiert würde, allerdings könne das wirklich sehr lang dauern.
Diesen Satz identifiziere ich einfach mal als die Nocebo-

Information.

Denn jetzt waren 25 Jahre um, und Roland musste immer noch um die verbleibenden Schlieren „herumschauen". Er beschreibt das so: „Ich sehe vor meinem rechten Auge ständig dicke dunkle Fäden, hinter denen dann das liegt, was ich anschauen will. Ich muss immer erst mit den Augen rollen und zwinkern, damit diese Fäden sozusagen auf die Seite geschoben werden. Aber nach einer Weile sind sie wieder genau da, wo sie vorher waren".

Ich arbeitete in Rolands Aura. Ich tastete das Auge von allen Seiten sorgfältig ab und suchte konkret den feinstofflichen Bereich, in dem sich der Bluterguss befand.

Roland konnte anfangs überhaupt nichts spüren. Aber als ich in den Bereich kam, wo ich die Ursache der Blutung vermutete, nahm er mein Tasten als „pelzig, wie eingeschlafen" war. Hier kratzte ich, etwa 20 cm von seinem physischen Körper entfernt, die oberflächliche energetische Kruste des Blutes weg.

Um keine weiteren Verletzungen im empfindlichen Gewebe zu verursachen, habe ich energetisch mit dem homöopathischen Arzneimittel „Arnica montana" das ganze Auge großflächig gespült.

Arnica ist das homöopathische Arzneimittel für Verletzungen, die bluten. Es stoppt die Blutung, wirkt antientzündlich und sorgt für einen schnellen Rückgang des Blutergusses.

Nach der Behandlung bat ich Roland, seine Sicht zu prüfen. Er hatte das vage Gefühl, als ob die undurchsichtigen „Fäden" lichter geworden sind.

Nach 3 Tagen traf ich ihn wieder. Er strahlte und sagte mir, dass er sehr viel besser mit dem behandelten Auge sehe.

Die dickeren der Fäden seien viel schmaler geworden, die ehemals dünnen hätten sich vollständig aufgelöst. Die fortschreitende Besserung hielt etwa für 4 Wochen an. Danach stagnierte es, das Auge blieb aber in der guten Verfassung.

Roland hat angekündigt, demnächst zu einem Folgetermin in die Praxis zu kommen, um „die verbleibenden Fäden zu beseitigen".

GABI, 50 - ZWERCHFELLBRUCH

Gabi, eine lebhafte Frau um die 50, kam im Januar in meine Praxis. Sie hatte telefonisch um einen Termin gebeten, da sie unter den Folgen eines akuten Zwerchfellbruchs litt.

Ihr Arzt hatte ihr sehr deutlich gemacht, dass eine Operation die einzige Möglichkeit sei, sie von ihren Beschwerden zu befreien. Sie konnte kaum essen oder trinken, musste aber aus Gründen der Organisation von Arzt und Klinik noch eine ganze Weile auf einen Operations-Termin warten. Deshalb vereinbarten wir eine Aurachirurgie-Sitzung, um ihren Leidensdruck bis zum OP Termin zu mildern.

Etwas Theorie: Die Bauchhöhle und die Brusthöhle sind durch das Zwerchfell voneinander abgetrennt. Die Speiseröhre verläuft vom Rachen durch die Brusthöhle und tritt durch eine schlitzartige Öffnung des Zwerchfells in die Bauchhöhle ein, und mündet kurz darauf in den Magen. An dieser Stelle liegt auch ein ringförmiger Muskel, der verhindert, dass saurer Mageninhalt in die Speiseröhre zurückläuft.

Durch die schlitzartige Öffnung des Zwerchfells können

Teile des Magens aus der Bauchhöhle in die oberhalb des Zwerchfells gelegene Brusthöhle gedrückt werden, was dann als „Zwerchfellbruch" bezeichnet wird.

Und Praxis: Gabi schleppte sich mit einem, wie es schien unglaublichen Kraftaufwand in meine Praxis im ersten Stock. Gleich zu Beginn der Behandlung zeigte ihre Aura deutliche Zeichen einer Fremdenergie. Was ist eine Fremdenergie?

Nun, ein anderes Energiesystem als Gabi's eigenes schien sich in ihrer Aura zu tummeln. In diesem Fall nicht in böser Absicht, sondern wohl eher auf Nahrungssuche. So wie wir uns im Sushi-Restaurant das vom Band nehmen, was uns besonders lecker erscheint, hatte diese Energie sich an Gabi's Kräften gelabt. Vermehrt im Bereich ihres Solarplexus, was auf körperlicher Ebene auf Höhe des Magendurchgangs durch ihr Zwerchfell liegt.

Ich habe Gabi zuerst von der Energie befreit und dann in ihrer Aura die „Andockstellen" versorgt. Die weitere aurachirurgische Operation haben wir an Hand eines Anatomieatlasses durchgeführt.

Ich habe, stellvertretend für Gabi's eigenen Magen, den Magen im Anatomieatlas aus der Umklammerung des Ringmuskels befreit und die hochgezogenen Magenteile wieder in den Bauchraum gebracht. Einen verletzungsbedingten Riss im Zwerchfell haben wir per Laser geschlossen und potentielle Entzündungen geheilt.

Bereits direkt nach der Operation in ihrer Aura hat sich Gabi verändert, sie wirkte entspannter, ihr vorher blasses Gesicht hatte eine rosige Farbe angenommen und ihre Atmung war deutlich tiefer.

Es war auch für mich eine sehr spannende Sitzung, denn Gabi hat stark reagiert und mir sehr genau gesagt, was sie wo spürte. Und das Erfreulichste: Ich hatte bereits während der Behandlung das Gefühl, als würde Gabi zunehmend besser fühlen.

Gabi's persönlicher, schriftlicher Bericht von Mitte Juni in ihren eigenen Worten:
„In der ersten Februarwoche ging ich zum Arzt, weil ich fast nichts mehr essen und sehr wenig trinken konnte, außerdem verspürte ich auf der rechten Seite Druckgefühle. Nachdem ich einen Kontrastbreigeschluckt hatte und der Magen geröntgt wurde, bekam ich die Diagnose Zwerchfellbruch. Ein Teil meines Magens hatte sich durch ein Loch im Zwerchfell nach oben geschoben.
Dies könne nur durch eine OP korrigiert werden, wurde mir gesagt. .... Ein Aufklärungsgespräch im Krankenhaus hat mich nur noch mehr verunsichert. ....
Am 13. März war mein Behandlungstermin zur Aurachirurgie bei Frau Schlinger. Noch während der ersten Behandlung fiel das Druckgefühl weg. Abends aß ich alleine eine halbe Familienpizza und bin seitdem beschwerdefrei.
Es sollte mehr Menschen geben, die der Aurachirugie aufgeschlossen sind. Hoffentlich finden noch viele Menschen den Weg zu Frau Schlinger.
Gabriele Sch."

Gabi fühlt sich noch immer pudelwohl. Übrigens hat sich bei einer späteren Röntgenuntersuchung gezeigt, dass sich der rein körperliche Bruch des Zwerchfells nicht geschlossen hat. Die Möglichkeit einer Operation im Krankenhaus schließt Gabi nicht aus, derzeit ist sie aber für sie, ebenso wie für ihren Arzt, in keiner Weise notwendig.

NOCEBO – DER EINGEBILDETE KRANKE

Was ein Placebo ist, wisst ihr bereits. Ein Medikament ohne pharmakologisch wirksame Inhaltsstoffe. „Placebo" kommt aus dem Lateinischen und bedeutet „ich werde gefallen" (In Latein habe ich mich in der Schule besser gehalten als in Physik …). 1811 wurde der Begriff „Placebo" erstmals in einem medizinischen Wörterbuch genannt. Damit war die Gefälligkeit gemeint, die ein Arzt einem Patienten erweist, „dessen Beschwerden er für nicht therapierbar oder eingebildet hält".

Nocebo ist sozusagen der teuflische Bruder des Placebos. Die wörtliche Übersetzung bedeutet „ich werde schaden".

Entdeckt wurde der Nocebo-Effekt, als bei Patienten nach Verabreichung von Placebos keine positiven, sondern negative, krank machende Auswirkungen auftraten. Im medizinwissenschaftlichen Sprachgebrauch werden heute auch alle anderen Maßnahmen oder Einflussgrößen, z.B. Informationen, als Nocebo bezeichnet, die „ohne naturwissenschaftlich-materiellen Nachweis einer Wirkung eine negative Reaktion bewirken können".

Tatsächlich ist auch das nichts Neues. So fürchten sich seit jeher die Menschen aller Kulturen beispielsweise davor, verflucht zu werden. Der Fluch ist „nur" eine Information. Durch einen passenden Fluch kannst du dein Hab und Gut verlieren, unfruchtbar werden, schwer erkranken und sogar sterben.

In Deutschland haben wir dieses Phänomen sogar in Märchen verewigt; der hundert Jahre dauernde Schlaf von Dornröschen war wohl eher eine dezente Ausprägung des Fluches. Die Todesurteile, die von Voodoopriestern verhängt werden, sind Beispiele für einen extremen Nocebo-Effekt. Die Opfer erkranken und letztlich sterben sie wirklich.

Ist der Nocebo-Effekt also eine eingebildete Krankheit mit möglicher Todesfolge? Na klar. Denn – genau: die Energie folgt der Aufmerksamkeit! Und alles, was wir erschaffen, denken wir zuerst mal. Und danach kann es materiell werden. Ein Beispiel?

Wenn du einen Stuhl bauen willst, was machst du? Zu allererst überlegst du dir, was du denn überhaupt haben willst. Da brauchst du noch gar nicht wissen, wie das Ding heißen soll. Du willst etwas haben, worauf du dich setzen kannst. Es braucht also eine Sitzfläche. Bequem soll es sein. Polster wären eine Lösung. Und entspannt zurücklehnen wäre prima. Dafür braucht es eine Lehne. Und damit du das Ding auch mal in ein anderes Zimmer stellen kannst, sollte es nicht an einen festen Platz gebunden sein. Leichtes Material wäre also von Vorteil. Gedacht, vorgestellt, fokussiert, Material besorgt und gebaut. So und nicht anders entsteht der Stuhl. Der Gedanke ist der Vater des Stuhls. Aber das ist noch nicht alles.

Unsere Vorväter wussten es: „Der Wunsch ist der Vater des Gedanken". Die Emotionen erst machen den Gedanken zur Realität. Der Wunsch im positiven, die Angst im negativen Sinn.

Der Gedanke ist auch der Vater körperlicher Veränderungen. Wenn du mit einer Information (Energie) in Resonanz gehst, also eine ähnliche Schwingung in deinem Geist und damit in deinem Körper aufbaust, dann können sich die passenden Veränderungen materialisieren.

Was meinst du, wie weit kann das gehen? Ist ein Selbstmord durch ein Nocebo möglich?

Ich weiß es nicht. Aber es gibt einen Fall, der durch Roy R. Reeves in dem Journal „General Hospital Psychiatry" (2010) beschrieben wird.

Ein Student wollte seinem Leben ein Ende setzen und nahm den kompletten Monatsvorrat eines Medikaments ein, das er durch die Teilnahme an einer Medikamentenstudie erhalten hatte. Sein Zustand war zunehmend kritisch und daher kam er in ärztliche Behandlung. Bei dem Medikament handelte es sich um Placebo-Tabletten, was er aber, da er Teilnehmer der Blind-Studie war, nicht wusste. Erst nachdem er von der wahren Beschaffenheit der Tabletten erfuhr, normalisierten sich seine Werte wieder.

War der junge Mann mit dem „Wissen" um die (Neben-)Wirkungen des echten Medikamentes in Resonanz gegangen? Ist das in so heftiger Form möglich? Und wenn ja, sollte man dann den Beipackzettel seiner Arznei überhaupt lesen? Sollte man sich vor einer Operation über die Risiken aufklären lassen? Und wenn nicht, wie fällst du dann deine Entscheidung? Fragen über Fragen.

Kurze Zusammenfassung der Gedanken zum Nocebo:
Der Gedanke an einen körperlichen Schaden ist der Urvater der Erkrankung. Vorausgesetzt, du „weißt" um die Wirkung der Substanz und gehst damit in Resonanz. Dabei ist es für mich als Aurachirurgin unerheblich, ob das Bewusstsein des Patienten um die materielle Beschaffenheit einer Substanz weiß, oder ob „nur" das Unterbewusstsein in

FASZINATION AURACHIRURGIE

Resonanz geht.

Du weißt es bereits: Quantenverschränkung, Informationsaustausch in Echtzeit, Emotion dazu, Energie folgt der Aufmerksamkeit, Materie folgt der Energie...körperliches Symptom fertig. Ob Stuhl, Tumor oder übrigens auch der freie Parkplatz, alles ist machbar.

Sagt die moderne Wissenschaft. Und die Aurachirurgie auch. Wunderbar, wir kommen uns immer näher.

KERSTIN, 42 - O-BEIN KORREKTUR „OHNE UNTERSCHENKEL"

Kerstin kann im Frühling zu mir. Sie litt seit ihrer Kindheit unter massiven O-Beinen, was zu einer sehr schmerzhaften Arthrose in beiden Kniegelenken geführt hatte. Vor einem Jahr hatte sie sich bei einem Orthopäden ihres Vertrauens einer Operation am rechten Knie unterzogen, bei der ein sogenannter Schlitten, eine Knieprothese eingesetzt worden war. Die Operation war sehr gut verlaufen, Kerstin konnte mit ihrem rechten Bein seit Jahren endlich wieder relativ schmerzlos laufen, sie war sehr zufrieden mit dem Ergebnis.

Vor einigen Monaten ließ sie sich folglich auch das linke Knie, auf die gleiche Art, operieren. Sie ließ sich, nun bereits zum zweiten Mal, über die Risiken der Operation aufklären. Du ahnst schon, was passiert ist?

Kerstin jedenfalls rechnete (bewusst) mit mindestens dem gleichen guten Ergebnis, da ihr linkes Knie das etwas weniger abgenutzte, weniger arthritische und weniger schmerzhafte war. Sie lag völlig falsch.

Die Heilung nach der zweiten Operation zog sich deutlich in die Länge. Das Knie blieb auch Wochen nach der Begradigung dick geschwollen, entzündlich und sehr schmerzhaft.

Als Kerstin zu mir kam, war ihr rechtes Knie leicht geschwollen und etwas schmerzhaft. Ihr linkes Knie war so dick wie ihr Oberschenkel, heiß, entzündet und sehr schmerzhaft. Wir behandelten zuerst ihr rechtes Knie mit der Aurachirurgie. Nicht nur am materiellen Körper war der Eingriff gelungen, auch in der Aura sah es so aus, dass die Operation ein wunderbares Ergebnis hinterlassen hatte. Offensichtlich fehlte hier lediglich etwas energetische Gelenkflüssigkeit, weshalb es noch einen entzündlichen Bereich gab. Kerstin war sehr empfindlich. Wir füllten energetisch Gelenkflüssigkeit ein, was sie deutlich und als beruhigend empfand. Um die Wirkung zu testen, lief sie im Behandlungsraum auf und ab. Das Knie fühlte sich „weicher" an, wie gut geschmiert. Kerstin war zufrieden.

Danach testete ich ihr linkes Knie. Auch hier war Kerstin im Bereich oberhalb ihres Kniegelenkes sehr empfindlich. Ich fühlte in ihrer Aura den Bereich des Oberschenkels, der an das Kniegelenk anschließt. Kerstin empfand das als unangenehm, fast schmerzhaft. Der Bereich des künstlichen Kniegelenks fühlte sich für mich zwar als nicht natürlich, aber auch nicht als störend an. Offenbar hatte der Chirurg den metallenen Schlitten so in Kerstins biologisches System eingepasst, dass es auch von ihrem Energiekörper akzeptiert wurde. Dennoch war die Entzündung massiv, das Knie geschwollen und es schien, als ob ihr Körper die Knieprothese nicht annehmen wollte.

Ich tastete das Bein entlang weiter nach unten in Kerstins Aura, in den Bereich ihres Unterschenkels hinein. Kerstin konnte plötzlich nichts mehr spüren. Auch ich konnte nichts mehr wahrnehmen. Es war gerade so, als ob überhaupt kein Unterschenkel da wäre. Genau dieses Gefühl bestätigte mir Kerstin sofort aus ihrer Sicht. Das Bild eines verunfallten Menschen mit amputiertem linkem Unterschenkel drängte sich mir auf. Also bat ich energetisch um einen neuen Unterschenkel, nahm ihn voll Freude und Dankbarkeit an und verband die neue Energie mit der des Amputationsstumpfes.

Kerstin ging es nicht gut dabei. Sie war sehr blass, ihr Puls raste. So schnell ich konnte habe ich sorgfältig die energetische Verbindung von Knie und Unterschenkel angepasst, vernäht und mit einem Laser geschlossen. Alle Gefäße und Nervenbahnen wurden im Energiefeld wieder verbunden, sowie Gerhard Klügl es uns beigebracht hatte. Kerstin ging es zusehends immer besser. Sie blieb noch eine Weile sitzen und sammelte sich. Dann konnte ich sie beruhigt nach Hause gehen lassen.

Einige Tage später bedankte sie sich per Email. Sie schrieb wörtlich: „Ich würde mich freuen, wenn ich in ihrem Buch erwähnt würde. Schließlich haben Sie es geschafft, dass ich wieder mit beiden Beinen im Leben stehe. LG, Kerstin U.

KERSTIN FOLGEBEHANDLUNG – ENDLICH WIEDER AM LEBEN TEILHABEN

Ich lasse Kerstin gleich selber sprechen. Einige Tage nach ihrer Folgebehandlung führten wir das routinemäßige Telefongespräch, um die Veränderungen zu besprechen.

Kurz danach erhielt ich von ihr diese Email:
„Hallo Frau Schlinger!
Ich habe mich gleich hingesetzt und meine Blasengeschichte aufgeschrieben. Ich nenne sie "Endlich wieder am Leben teilnehmen, ich bin wieder da!"":

Meine Blasenprobleme waren anfangs nur Nebensache, bis ich mich nicht mehr wohlfühlte.

Angefangen hat alles mit meiner Knie Operation im Februar. Es war die gleiche OP wie vor einem Jahr, nur diesmal viel schmerzhafter und deshalb lag auch mein Blasenkatheter länger als geplant. Als ich endlich aufstehen, auftreten konnte, hat man ihn gezogen. Von da an war mein Urin blutig. Es folgten drei Wochen REHA für das Knie. Bei meiner Abschlussuntersuchung habe ich die Blase erwähnt und auch den vermehrten Harndrang und den massiven rötlichen Ausfluss. Die Ärztin meinte, beim Ziehen des Katheters hätte man die Blasenwand verletzt. Mein Hausarzt sollte mir Antibiotika verschreiben. Da ich zu diesem Zeitpunkt aufgrund meiner immer noch starken Schmerzen in beiden Knien noch starke Schmerzmittel einnahm, war ich nicht bereit auch noch Antibiotika zu schlucken. Ich war eh mit den Nerven am Ende und die Blase war in dem Moment nur eine lästige Nebensache für mich.

Da ich zu diesem Zeitpunkt schon bei Frau Schlinger wegen meiner operierten Knie war und sie mir endlich wieder zu normalem Laufen und Bewegen meiner Beine geholfen hat, fragte ich sie wegen meiner Blase um Rat. Ich schilderte Ihr den vermehrten Harndrang und den orangeroten bis blutigen Urin. Ich setzte mich vor Sie auf einen Stuhl und Sie nahm ein Buch (einen Anatomieatlas, in dem die Blase abgebildet war) und fuhr mit einem Skalpell an der Blase entlang. Sie meinte, die Blasenschleimhaut sei verletzt .Sie hat eine Flüssigkeit mittels einer Spritze in die Blase im Atlas gespritzt und die Blasenwand damit ausgekleidet. Ich habe gespürt, wie die Blase sich füllte. Es war ein Druck da, es war etwas Warmes, es hat sich angefühlt, als ob ich gleich auf die Toilette müsste. Zu Hause beim Toilettengang war der farbige Urin schon fast klar und beim zweiten Toilettengang, war der Urin dann klar und farblos.

Eine Woche war alles okay und dann ging alles wieder los. Ich war ratlos und enttäuscht. So etwa zwei Wochen lang hatte ich wieder den Harndrang, musste Vorlagen benutzen, um nicht meine ganze Unterwäsche zu verschmutzen. Was war passiert?

Beim nächsten Termin bei Frau Schlinger habe ich nachgefragt. Sie hat mir erklärt, dass meine Zellen in Ihr altes Schema zurückgefallen sind und nur wieder daran erinnert werden mussten, dass da was Neues ist. Wir haben dann noch einmal die Blasenschleimhaut mittels Flüssigkeit ausgekleidet.

Auch diesmal habe ich gespürt, wie sich die Blase füllte, es war ein Druck, nicht schmerzhaft und auch nicht unangenehm.

Zu Hause bin ich gleich auf die Toilette und Gott sei Dank, alles wieder in Ordnung! Ich fühlte mich wie eine neue Frau, zum Dank habe ich mich mit einem Freibadbesuch belohnt.

Ich war seit 2 Jahren nicht mehr im Freibad, da ich auf Grund meiner kaputten Knie nicht einmal mehr kurze Strecken laufen konnte. Ich bin 25 Minuten geschwommen und fühlte mich großartig, meine Beine taten nicht weh und das Beste, ich brauchte keine Angst zu haben, dass ich meinen Badeanzug auf Grund meiner Blasenschwäche verschmutze. DANKE !!!!!

So, Frau Schlinger, es ist etwas länger geworden. Sie können ruhig etwas kürzen und natürlich dürfen Sie meinen Namen nennen. Ihre Kerstin Uhlendorf"

Liebe Frau Uhlendorf, das ist eine wunderbare Geschichte. Selbstverständlich werde ich sie nicht kürzen.

WENN DIAGNOSEN TÖTEN

„Urologen müssen bei der Diagnose Prostatakrebs womöglich noch behutsamer sein: Schon zwei Tage nach Erhalt der schlechten Botschaft entscheiden sich Betroffene auffällig häufig für den Suizid - oder erleiden innerhalb eines Jahres einen tödlichen Herzinfarkt."

Diesen Text kannst Du im Original im Internet nachlesen bei news.doccheck.com. Den gesamten Artikel findest Du unter der obigen Überschrift: „Wenn Diagnosen töten".

Weiter heißt es, dass nur wenige Tage oder Monate nach der Diagnose Prostatakrebs sich Männer „mitunter für den Freitod entscheiden, oder auf Grund der enormen Belastung am Herzinfarkt versterben, wie eine aktuelle Untersuchung des „Journal of the National Cancer Institute" attestiert."

Dem Artikel zufolge wurde an der Harvard Medical School Boston unter Leitung von Fang Fang eine Studie durchgeführt, die auf mehr als 340.000 Patientendaten des amerikanischen Krebsregisters basiert und den Zeitraum von 1978 bis 2004 abdeckt. Also keine kleine, kurzdauernde Ministudie, sondern eine Studie mit großen, validen Zahlen.

Zu Fangs Überraschung verstarben 6.845 Männer vorwiegend innerhalb der ersten drei Monate nach Diagnoseerstellung am Herzinfarkt, 148 Prostatakrebs-Patienten begingen Selbstmord. (Nach allem, was wir jetzt wissen, hätte es uns nicht überrascht, oder?!)

Die Zahlen der Herzinfarkte finde ich besonders interessant. Wenn ein Mensch sich für Selbstmord entscheidet, ist das eine Entscheidung, die er in dem Moment bewusst für sich trifft. Ein Herzinfarkt ist eine Entscheidung, die trifft der Körper, ohne seinen Besitzer zu fragen. (Naja, wahrscheinlich hat er vorher bereits zigmal darauf hingewiesen, dass etwas im Argen liegt. Der Mensch hat nicht zugehört.)

Jetzt kommt die Diagnose „Krebs" – und sofort wird der Mensch zum Patienten mit einer (das hat er gelernt) tödlichen Diagnose. Die starke Emotion Angst kommt dazu. Der Mensch geht in Resonanz mit dem Tod. Und da wir bekommen, was wir energetisch erschaffen, kommt der tödliche Herzinfarkt.

Wahrscheinlich stehe ich mit dieser Theorie in heftiger Konkurrenz zu den zahlreichen Diagnose- und Therapieformen, die die starke psychische Belastung der Patienten als Ursache für den Infarkt nennen würden.

Somatisierung nennt die Psychologie das. Somatisierung beschreibt „die Neigung, körperliches Unwohlsein und Symptome, die nicht auf krankhafte organische Befunde zurückzuführen sind, körperlichen Erkrankungen zuzuschreiben und eine medizinische Behandlung dafür anzustreben.
Es wird angenommen, dass diese Neigung häufig eine Reaktion auf psychosoziale Belastungen ist. Andere Autoren beschreiben, dass anhaltende Somatisierung („somatische Fixierung") auch bei organischen Erkrankungen eine Rolle

spielen kann."

Aber wie geschieht dann die Umsetzung der psychischen oder psychosozialen Belastung in körperliche Symptome wie den Herzinfarkt? Vielleicht durch den Fokus auf Sterben? Resonanz? Schwingung? Quantenverschränkung? Vielleicht.

Oh, da kommt mir ein interessanter Gedanke: Wenn Frauen aufgefordert werden, permanent selber ihre Brust nach Knoten zu untersuchen und regelmäßig zur Mammografie zu gehen, dann haben sie doch auch einen spezifischen Fokus. Und das nicht nur gedanklich, sondern auch körperlich umgesetzt. Hirn und Hände suchen nach einem Knoten.

Übrigens mag unser Hirn es gar nicht, wenn es nach einer Lösung sucht und keine findet. Es sucht also nach einem Knoten und sucht und sucht – bis endlich, eines Tages die Resonanz da ist und unser Hirn endlich findet, wonach es bisher vergeblich gesucht hat. „Na also, geht doch!" denkt das Hirn... Hat schon mal jemand über diese Seite der Vorsorge-Untersuchungen nachgedacht?

Was bedeutet denn das Wort Vorsorge? Eigentlich: Sich schon vorher Sorgen machen, oder nicht? Mit der Emotion Angst in heftige Resonanz gehen? Eine sich-selbst-erfüllende Prophezeiung? Oder ist dir das zu philosophisch? Gibt es Studien über diese Thematik? Wenn eine(r) der LeserInnen Informationen darüber hat, würde ich mich sehr über einen Austausch freuen. Meinen Email-Kontakt findet Ihr am Ende des Buches.

NACHGEKARTELT – EIN HERZINFARKT IST DOCH KEIN KREBS

Was sagst Du? Du willst zum Thema zurück. Und du meinst, ein Herzinfarkt und eine Krebserkrankung, das sind zwei völlig unterschiedliche Paar Stiefel? Erstmal schon, da hast Du Recht.

Aber Tatsache ist doch, dass wir dem Quantenfeld schon genau sagen müssen, was wir haben wollen. Oder wir bekommen die Manifestation, die wir uns ungezielt mit unseren intensivsten Emotionen „herdenken". Je genauer und spezifischer wir es definieren, desto eher bekommen wir genau das, was wir uns wünschen. Oder eben im umgekehrten Fall das, was wir befürchten.

Die Physiker nennen es das Nullpunkt-Feld (Quantenfeld). Das Nullpunktfeld ist der Ursprung allen Seins und aller Realitäten - im Grunde der Ursprung von allem, was ist. Es ist der Zustand bevor sich ein Gegenstand materialisiert oder eine Situation entsteht. Es ist sozusagen der (Zeit-) Raum zwischen 2 Gedanken.

Frank Kinslow bezeichnet es als den Raum, aus dem dein

nächster Gedanke kommt. Im Nullpunktfeld sind alle möglichen Realitäten vorhanden. Welche dann tatsächlich eintrifft, sich manifestiert, welche Du für Dich wählst, das ist Deine Entscheidung. Und wie gesagt, je genauer Du für Dich definierst wie Deine Realität aussehen soll, desto näher wird die Umsetzung an Deine Zielvorstellung kommen.

Albert Einstein hat gesagt, das Feld ist die einzige Realität. Danach kommt die Wirklichkeit, die Du Dir erschaffst. Und das geht so:

Du wünscht Dir mehr Geld. Und Du willst das wirklich mit viel Emotion, denn Du hast einfach zu wenig Geld. Und dann stellst Du fest: Das Geld liegt auf der Straße. In Form eines 5 Cent Stückes.

Prima, sagt das Quantenfeld, er wollte mehr Geld und hat es prompt bekommen. Super. Und Du bist unzufrieden. Statt dankbar zu sein, dass Dein Wunsch umgehend erfüllt wurde, bist Du immer noch in Lauerstellung, zweifelnd an der Existenz einer Wunscherfüllungsmaschine im Quantenfeld.

Ist es nicht völlig unwahrscheinlich, einfach durch Wünschen an mehr Geld zu kommen?! Und Deine Zweifel werden Gewissheit. Natürlich, denn – genau, immer die gleiche Konsequenz: die Energie folgt der Aufmerksamkeit. Und schon ist dein nächster Gedanke Realität geworden: Es gibt nicht mehr Geld.

Oder Du erschaffst eine andere Realität aus dem Nullpunktfeld. Wenn da wirklich alle Möglichkeiten drin sind, könntest Du es sehr viel spezifischer machen. Setze Dir ein echtes Ziel. Zu einem Ziel gehören ein Zeitraum und ein messbares Ergebnis. Also nicht: Ich wünsche mir mehr Geld. Sondern: Ich habe bis heute in einem Jahr 100.000 Euro auf meinem Giro-Konto meiner Hausbank und bin ansonsten völlig schuldenfrei. Und dann stellst Du Dir mit all Deinen Gefühlen, Deiner Begeisterung vor, wie es sich anfühlt, wie der eisgekühlte Champagner schmeckt, den Du mit Deinen

FASZINATION AURACHIRURGIE

Liebsten zur Feier des Tages trinkst, wie Du am Strand/in Deiner Lieblingsbar/auf Deiner Terrasse sitzt und Deine Kontoauszüge betrachtest, von denen Dir 100.000 Euro in schwarzen Zahlen entgegen glänzen. ...

Und so weiter; Du weißt auf was ich raus will. Mach das jeden Morgen vor dem Aufstehen, jeden Abend vor dem Einschlafen. Und dazwischen nicht einfach auf dem Sofa liegen und Privatsender schauen, sondern den Hinweisen, Tipps und Handlungsaufforderungen nachgehen, die das Quantenfeld Dir schickt! Komm in das Tun!

Dieses Nullpunktfeld oder Quantenfeld, wo ist das denn überhaupt? Es ist bei Dir, um Dich rum, in Dir drin, in mir und überall sonst.

Erinnerst Du Dich an Prof. Dr. Markolf Niemz in seinem Buch „Lucy mit c"? Er erklärt uns ja Folgendes:

„Von der Erde aus betrachtet vergeht für alles, was sich mit Lichtgeschwindigkeit fortbewegt, keine Zeit. Folglich auch für eine sich mit Lichtgeschwindigkeit ausbreitende Seele. ... Die Theologie hat einen Begriff geprägt, der genau diesen Zustand beschreibt: die Ewigkeit".

Wenn sich also etwas mit Lichtgeschwindigkeit ausbreitet, und zwar buchstäblich ewig lang, dann sehe ich keine Möglichkeit, dass es nicht tatsächlich überall ist. Die unsterbliche Seele ist also buchstäblich ubiquitär, überall und ständig! Und da das Quantenfeld in allem ist, ist es auch in jeder unsterblichen Seele – voila, das Quantenfeld muss einfach überall sein.

Also gibt es keine Ausrede mehr. „Ich konnte nicht wie ich eigentlich wollte, ich hatte gerade kein Netz" solche Ausflüchte kannst Du Dir höchstens beim Email versenden noch leisten. Das Quantenfeld hingegen ist immer erreichbar!

Allerdings musst Du es auch richtig nutzen. Das Quantenfeld wertet nicht, das haben wir bei der 5-Cent-Stück-Realität gesehen. Es unterscheidet auch nicht zwischen dem, was Du als positiv oder als negativ bewertest. Es gibt Dir das, was Du erschaffst, indem Du daran Deine Überzeugungen und Emotionen festmachst.

Und damit: Zurück zum Herzinfarkt... Und zum Krebs! Wenn der Mensch durch die Diagnose in die Rolle des Krebspatienten schlüpft, werden blitzartig auch die Gedanken und Ängste eines Patienten in ihm aufsteigen. Die Ängste werden zuerst mal genauso unspezifisch sein, wie es der Wunsch nach mehr Geld in der 5-Cent-Stück-Realität war. Der Wunsch „Ich möchte mehr Geld" wurde mit dem 5-Cent-Stück zwar erfüllt, aber die erhofften Details (richtig viel Geld, 100.000 Euro) wurden nicht umgesetzt.

Ähnlich ist es mit den Ängsten unseres Patienten. Die große Furcht vor dem tödlichen Ausgang der Krankheit wurde prompt mit einem finalen Ergebnis umgesetzt, nicht aber die Details der Prostatakrebs-Symptomatik.

Wenn Du also sagst: „Ein Herzinfarkt und eine Krebserkrankung, das sind zwei völlig unterschiedliche Paar Stiefel", dann kann die quantenmedizinische Antwort darauf nur ein „Ja, aber..." sein!

FERNHEILUNGEN – QUANTENVERSCHRÄNKUNG IN AKTION

Der wahrscheinlich bekannteste deutsche christliche Heiler Bruno Gröning(1906 - 1959) hat es getan, ebenso Harry Edwards (1893 – 1976), der spirituelle Engländer, und auch heutige Heiler wie der spanische Physiker Alvaro Polo oder die Japanerin Harumi Koyama tun es.

Ich spreche von Fernheilung. In England und der Schweiz werden Heiler mit dieser Technik bereits von Ärzten und Kliniken als Co-Therapeuten eingesetzt, in Deutschland meist noch immer mit Unverständnis und Skepsis abgelehnt.

Aber ganz ehrlich: Ich liebe Fernheilungen. Sie sind so einfach, schmerzfrei, jederzeit durchführbar und immer verfügbar. Egal, wo Du Dich befindest. Egal, wo ich mich befinde. Der Rolls Royce unter den Placebos ;-).

Warum sie funktionieren? Da gibt es sicher viele Antworten. Ich halte mich an die Quantenphysik. Oder an die urchristliche Lehre, denn ich bin davon überzeugt, dass sie beide exakt das Gleiche sagen. Das Thema Fernheilung ist „einfach nur" angewandte Quantenverschränkung:

Ihr erinnert Euch: Zwei Teilchen treffen sich irgendwann während ihrer Reise, tauschen sich aus und wenn sie sich wieder auf unterschiedliche Wege begeben, bleiben sie trotzdem die ganze Zeit in Kontakt. Dabei teilen sich diese Teilchen ständig aktuell ihre energetischen Zustände und damit ihre Informationen. Und zwar in Echtzeit (Synchronizität). Alles ist mit allem verbunden.

Wenn das so ist, dann ist die Fernheilung doch nur eine logische Konsequenz. Finde ich. Und deshalb mache ich es einfach. Und das kommt dabei raus:

DR. JUR. ERNST PECHTL - FERNHEILUNG LENDENWIRBELSÄULE

„Sehr geehrte, liebe Frau Schlinger,

seit einigen Jahren leide ich an einem Bandscheibenproblem im Bereich der Lendenwirbelsäule. Ein OP Termin war auf Anraten meiner Ärzte bereits fest gebucht, doch ich habe ihn abgesagt in der Hoffnung auf anderweitige Lösung und mit der Beeinträchtigung im rechten Bein und den Schmerzen gelebt.

Anfang Juni wurden die Schmerzen vor allem beim Liegen zum echten Problem, ich hatte beim Schlafen permanent Schmerzen und konnte mich nicht mehr umdrehen.

Dies war unerträglich und deshalb habe ich Sie am 09. Juni telefonisch um Hilfe gebeten. Sie haben mich dann über 150 km hinweg behandelt.

Drei Tage später, am 12. Juni morgens hat mich Ihre SMS überrascht mit der Frage: "Guten Morgen, was machen die Nervenschmerzen im Bein?? Besser?"
Ich habe darauf geantwortet: "Nein, nicht besser, sind

gerade völlig verschwunden!"

Seither sind sechs Wochen vergangen und ich habe beim Liegen keinerlei Schmerzen mehr.

Das ist eine Behandlung, wie man sich kaum vorstellen kann, weil ich sie vorher weder erlebt noch von anderen gehört habe!

So sollte es idealerweise sein! An dieser Stelle meinen Dank und meine Bewunderung. Auch generell sind nur noch kleinere "Reste" dieses Bandscheibenproblems zu spüren, speziell beim Sitzen auf schlechten Stühlen. Doch ich bin zuversichtlich, daß Sie auch dies noch hinbekommen...

Beste Grüße
Dr. jur. Ernst Pechtl, Dipl.-Kfm. Verona, Italien, 21. August"

Herr Dr. Pechtl hat mir ausdrücklich gestattet, seinen Fall mit Namen abzudrucken. Ich freue mich sehr, denn ein Doktor der Juristerei ist auch für die großen Skeptiker da draußen ein ernst zu nehmender Kandidat.

Oder stellt das jemand in Zweifel?

KATRIN, 50 – TENNIS STATT ARMSCHLINGE

Katrin, selbst Therapeutin, kannte ich bereits als Patientin von einer Aurachirurgie Sitzung „vor Ort". Sie hatte sich für diese Therapieform interessiert und eine Aurachirurgie Behandlung in meiner Praxis gebucht, um die Wirkung mal am eigenen Leib zu erspüren. Das war Anfang Juni.

Einige Tage später haben wir dann telefoniert, um ihre Erfahrungen zu besprechen und mögliche Fragen zu klären. Dabei erzählte sie mir von einem weiteren Problem mit ihrem rechten Ellenbogen. Er fühlte sich wund und entzündet an und schmerzte heftig, sobald sie ihn belastete. Sportliche Leistungen waren so gar nicht machbar. Als Tennisspielerin traf sie das sehr, insbesondere, da sie eigentlich einige Tage später ein Match bestreiten wollte.

Einen Termin in der Praxis konnten wir nicht mehr unterbringen, also bot ich ihr an, eine Fernbehandlung zu machen. Katrin willigt ein. (Was blieb ihr auch anderes übrig).

Für die Fernbehandlung nutze ich, in Ermangelung des physischen Patienten, einen Ersatz. Am liebsten einen guten Anatomieatlas, in dem alle Körperbereiche und Organe detailliert dargestellt sind.

Für Katrins Ellenbogen fand ich eine Abbildung des Ellenbogens mit allen Schichten, von den Knochen und dem Gelenk über Sehnen, Muskeln, Nerven bis hin zur alles überziehenden Haut.
Von Anfang an hatte ich die Sehnen als Verursacher von Katrins Schmerzen in Verdacht. Für die aurachirurgische Fernbehandlung habe ich mich im Gelenk von innen nach außen vorgearbeitet.

Verschiedene Muskelgruppen haben ihren Ursprung im Bereich des Ellenbogens. Sie sind alle durch Sehnen aus Bindegewebe mit dem Ellenbogenknochen verwachsen.

Wenn Ihr mal bewusst euren Unterarm anzieht und wieder ausstreckt, merkt Ihr, dass unterschiedliche Muskelgruppen und damit auch unterschiedliche Sehnen für das Beugen und das Strecken zuständig sind.

Gebeugt wird, wen wundert es, mit dem Armbeuger Bizeps, der an der Innenseite des Ellenbogens verläuft. Der Gegenspieler ist der Armstrecker Trizeps, der sich auf der Außenseite befindet.
Bedingt durch Überbeanspruchung der Muskelgruppen kann eine sogenannte Epicondylitis humeri auftreten. Ein Syndrom mit der Endung –itis ist immer eine Entzündung. Die Epicondylitis ist also ein umschriebenes entzündliches Schmerzsyndrom im Bereich des Ellenbogens.

In Katrins Fall handelte es sich nach den Informationen ihrer quantenverschränkt getesteten Aura um einen Tennisellenbogen. Eine entzündliches, verschleißbedingtes Narbengewebe am Sehnenansatz direkt am Knochen, das die Schmerzen auslöst.

Die Schulmedizin behandelt den Tennisellenbogen meistens konservativ, das bedeutet erstmal ohne Operation. Schonen ist das Wichtigste. Dann Krankengymnastik mit speziellen Dehnübungen, Stoßwellentherapie, Bandagen. Sehr zeitaufwendig.

Die Zeit hatten wir aber nicht, denn Katrin wollte ihren Arm nicht lange schonen, sondern das wichtige Match bestreiten. Also habe ich nach einer schnelleren Lösung gesucht.

Ich habe Katrins Sehnen im Anatomieatlas geprüft. Die Ansatzpunkte der Sehnen wie auch im Bereich der Knochen schienen energetisch überreizt, fühlten sich heiß und geschwollen an und sehr empfindlich.

Ich habe energetisch um ein Mittel gebeten, das die Schmerzen nimmt, die Entzündung reduziert und den Körper in die Lage versetzt, das Narbengewebe abzubauen. Dieses Heilmittel habe ich auf eine Spritze aufgezogen und langsam in die zu behandelnden Bereiche der Aura eingespritzt.

Die Behandlung war nach einer halben Stunde abgeschlossen. Das war am Donnerstag.

Am darauffolgenden Samstag sollte das Tennis-Match stattfinden. Und am Sonntag erhielt ich von Katrin folgende Email:

„Betreff: Tennis

Hallo Angelika,
ich habe die Spiele gut durchgehalten!!! Schon mit Schmerzen, aber der Ellbogen hat sich nicht mehr so wund und verletzlich angefühlt, und das ist die Hauptsache. Dass ich verloren habe, lag in erster Linie an den richtig guten Gegnerinnen. Vielen Dank nochmal und alles Gute Katrin"

Übrigens: Katrin hat eine pharmazeutische Ausbildung und medizinisches Wissen. Sie weiß also, dass man alle Erkrankungen ernst nehmen muss. Sie würde niemals fahrlässig handeln und für eine fragwürdige Therapie auf die Diagnose durch einen Arzt oder Heilpraktiker verzichten. Ich hoffe doch, Du gehst genauso verantwortungsvoll mit deinem Körper um!

WIE OFT DENN NOCH – IMMER WIEDERGEBURT

Am Anfang des Christentums war die Wiedergeburt, die Reinkarnation fester Bestandteil des Glaubens. Frühe Kirchenfürsten und Theologen wie Origenes, Basilides oder der Heilige Gregor lehrten ganz selbstverständlich die Wiederverkörperung der Seele. Der Mensch muss sich schließlich entwickeln, ein Leben ist nicht genug, um alle Seiten des Seins kennenzulernen. Hunger und Überfluss, Opfer und Täter, Mann und Frau, Gut und Böse und so weiter und so fort.

Auch der Hinduismus und seine „Tochterreligion", der Buddhismus, kennen die Wiedergeburt.

Die alten Griechen, von Pythagoras bis Platon, waren auch davon überzeugt.

Ein heute bekannter Vertreter dieser Überzeugung ist Prof. Ian Stevenson (1918 -2007), ein kanadischer Psychiater und Begründer der Reinkarnationsforschung. Stevenson erregte internationales Aufsehen durch seine Forschungen. Über knapp 40 Jahre hat er insgesamt 2.600 Fälle dokumentiert, wo ihm Menschen von ihren früheren Leben berichtet haben.

Besonders glaubhaft scheinen mir die Berichte von Kindern, die spontan, also ohne Hypnose von ihren Erinnerungen an frühere Leben berichten. Prof. Stevenson fand heraus, dass die Menschen aus seinen Studien in etwa der Hälfte der Fälle in ihrem früheren Leben einen gewaltsamen Tod gestorben sind. Möglicherweise erinnern sich gerade diese Seelen besonders häufig an das vergangene Leben, deren Ende sie so nicht vorgesehen hatten.

Dabei tragen die Opfer der Gewalttaten häufig entsprechende Verletzungen davon. Die körperlichen Spuren solcher Verletzungen traten in vielen Fällen im neuen Leben wieder auf - in Form von Narben, Missbildungen und Muttermalen.

Ihr erinnert euch an Peter, den easy-rider-Unternehmer mit seinem Lungenriss?!

Psychische Erinnerungen wie etwa die Angst vor Höhe, tiefem Wasser o.ä. oder auch die Abneigung gegen bestimmte Länder (so wie bei Christine und ihrem Erlebnis mit dem elektrischen Stuhl) können ebenfalls in das nächste Leben übernommen werden.

Also bin ich doch in guter Gesellschaft, wenn ich überzeugt bin, dass mit Hilfe der Aurachirurgie diese alten Muster und Verletzungen geheilt und so Probleme, seien sie körperlich oder psychisch, beseitigt werden können.

Karin jedenfalls ist überzeugt davon.

KARIN, 45 – GESTORBEN FÜR DEN SCHOTTISCHEN CLAN: NUR WER DIE SPIELREGELN KENNT, KANN WIRKLICH MITSPIELEN

Karin kam zu mir, weil sie von frühester Kindheit an in ihrer Familie das „aussätzige Kind" war. Ihre Schwester war und ist Mama's Liebling, ihr Bruder das bevorzugte Kind des inzwischen verstorbenen Vaters.

Karin selbst war der Prellbock der Aggressivität beider Eltern. Da sie bereits von klein auf schlecht behandelt worden war, konnte sie nicht mal ein bewusstes "Vergehen" ihrerseits ausmachen, das das Verhalten der Eltern hätte gerechtfertigen können. Sie litt nicht nur unter dem Liebesentzug und körperlicher Misshandlung. Auch materielle Zuwendungen wurden ihr nur in einem existentiell notwendigen Maß zugestanden.

Zudem wurde ihr von Anfang an die Verantwortung für das Wohlbefinden der gesamten restlichen Familie auferlegt, die sie tatsächlich auch versuchte zu tragen. Trotz besseren bewussten Wissens fällt sie auch heute noch immer wieder in dieses massiv prägende Muster zurück.

Karin beschäftigte sich schon eine geraume Zeit mit ihrer familiären Situation und deren Auswirkungen. Auslöser für ihren Aurachirurgie-Termin bei mir war die aktuelle Tatsache, dass sie in den anstehenden Erbentscheidungen der Mutter (mal wieder) entscheidend benachteiligt werden sollte. Eine Situation, die sowohl von ihrer Mutter als auch von ihrer Schwester als völlig selbstverständlich betrachtet wurde.

Karin selber beschreibt ihre Lage so:
„Ich kam wegen der seit ewigen Zeiten andauernden Schuldzuweisungen und Benachteiligungen meiner Familie mir gegenüber zur Aurachirurgie zu Angelika. Zu Beginn der Behandlung tastete sie meine Aura ab. Es zeigten sich zuerst sehr deutliche „alte Erinnerungen" an ein Leben in Schottland. Das war insofern sehr interessant, weil mir in meinem heutigen Leben Schottland durch viele Reisen sehr vertraut ist; ich empfinde es als meine "eigentliche" Heimat. Geboren und aufgewachsen bin ich in Deutschland.

Als nächstes zeigte sich ein Symptom, an dem ich schon mal mit einer Heilpraktikerin gearbeitet hatte: meine ständigen „Eisbeine". Die meiste Zeit fühlten sich meine Beine von den Knien bis zu den Füßen an, als würden sie in Eiswasser stecken. Diese Empfindung war in diesem Moment auch wieder stark präsent.

Ich weiß schon länger, dass ich im 17. Jahrhundert in Schottland gelebt habe. Mein Dorf wurde damals mitten im Winter von englischen Soldaten überfallen, der ganze Ort sollte ausgerottet werden. Ich selbst bin zwar zuerst mit dem Leben davon gekommen, aber auf oder an den Folgen der Flucht gestorben.
 Angelika hat mit der Aurachirurgie zuerst meine erfrorenen Beine behandelt.
 Das aktuelle Problem mit meiner Familie war noch gar nicht zur Sprache gekommen. Gefühlsmäßig war aber bereits eindeutig, dass ich meine heutigen Familienmitglieder aus

einem früheren Leben kannte.

Während der aurachirurgischen Behandlung wurden starke Emotionen bei mir freigesetzt. Dann fühlte ich die Gewissheit, dass ich damals Clanführer war. Und in mir ist die Verzweiflung hochgekommen, durch meinen Tod meine Familie und mein Volk im Stich gelassen zu haben.

Und plötzlich die Erkenntnis, dass ich von meiner jetzigen Familie tatsächlich wie ein Kriegsgefangener gehalten wurde und auch heute noch behandelt werde, als müßte ich für jeden Brocken, der mir zugeworfen wird, unendlich dankbar sein und immer zur Verfügung stehen, wenn meine Mutter mich braucht. Offensichtlich bin ich sozusagen als Schotte in einer Familie von Engländern aufgewachsen.

Ehrlich gesagt war die plötzliche Erkenntnis zu dem Thema zuerst ein Schock für mich. Angelika hat mit der Aurachirurgie neben den körperlichen auch meine seelischen Wunden behandelt. Das hat mir sehr geholfen.

Wenn ich darüber nachdenke, hat mir die Sitzung nicht nur die Spielregeln für ein vergangenes Leben offenbart und was heute bei meiner Familie im Hintergrund läuft, sondern es hat sich die nächste Tür aufgetan und ich habe neue Spielregeln entdeckt, die (vielleicht) nur dieses Leben betreffen, aber mit dem vergangenen Leben in Schottland Hand-in-Hand laufen. Die heutigen Ereignisse innerhalb meiner Familie sind noch immer alles andere als zufriedenstellend, aber ich kann mich jetzt zurücklehnen und warten.

Das ist soooo fantastisch und verrückt. Es ist, als ob ich die Binde vor meinen Augen entfernt bekommen habe und jeden Tag mehr sehen kann. Das Verhalten meiner Mutter und meiner Schwester ist immer noch schwer für mich zu verdauen. Aber das ist ein Klacks im Vergleich zu dem, was das Leben mir mit dieser Konstellation bisher beschert hat."

Ich bedanke mich bei Karin für ihre Offenheit. Denn ich weiß, dass der Prozess für sie zwar befreiend war, da sie bisher durch die Erlebnisse in ihrer Kindheit und Jugend ihre ganze Persönlichkeit in Frage gestellt hatte.

Aber die Erkenntnisse aufzuschreiben um anderen Menschen Mut zu machen erfordern gerade in ihrem Fall viel Kraft. Die Kraft einer Führungspersönlichkeit.

MARY, MITTE 50 – ICH FÜHL MICH WIE GERÄDERT

Mary, eine gepflegte, attraktive Mittfünfzigerin kommt auf Empfehlung ihrer Freundin in meine Praxis. Bei Aufnahme ihres Falles erzählt sie, dass sie bereits einige Untersuchungen bei verschiedenen Spezialisten hinter sich gebracht hat. Eine gesicherte Ursache für ihre Probleme hatte sie nicht bekommen. Die Diagnosen bewegten sich zwischen Fibromyalgie und psychosomatischen Schmerzen.

Sie beschreibt ihren Zustand so: „Die letzten Monate fühlte ich mich schrecklich. Körperliche Schmerzen, keine Kraft! Eigentlich bin ich ein positiver Mensch, habe mich aber völlig zurückgezogen. Ich habe einfach keinen Weg für meine Zukunft gesehen."

Als ich ihre Aura teste, fühlt sich in etwa alles gleich an. Es gibt keine deutlichen Blockaden. Es fehlt aber auch jegliche Stärke und Spannung.

Ich frage Mary, was ihr spontan einfällt wenn ich wissen möchte, wie sie sich jetzt fühlt, antwortet sie ohne zu überlegen: „ Ich fühle mich wie gerädert."

Das Rädern war bis zum frühen 19. Jahrhundert eine grausame Form der Hinrichtung in Deutschland und Frankreich, bei dem den Delinquenten mittels präpariertem Wagenrad (hervorstehendes Eisenteil) die Knochen, bzw. Gelenkverbindungen an Armen, Beinen und Schenkeln gebrochen wurden.
In Frankreich erfolgte dies durch eine Eisenstange (Barre). Danach wurden die oft noch lebenden Personen auf ein Wagenrad "geflochten" und dem Verfall ausgesetzt (siehe redensarten-index.de)

Ich musste die Erinnerung an dieses Martyrium aus Marys Zellgedächtnis löschen. Ich habe sie also vom Rad genommen, alle Gelenke wieder ausgerichtet, Knochenbrüche repariert und die Verletzungen ihrer inneren Organe in der Aura geheilt. Danach die völlig zerschlagene Wirbelsäule in ihrer ganzen Länge neu ausgerichtet.

Ich legte ihr nahe, sich nach der Behandlung hinzulegen und auszuruhen, weil erfahrungsgemäß eine derartig umfangreiche Wiederherstellung für den Energiekörper sehr anstrengend ist.

Das schreibt Mary in ihrer Email nach einigen Tagen wörtlich:
„ Hallo Frau Schlinger, die Erkenntnis mit dem "gerädert sein" konnte ich sofort nachvollziehen. Nach meinem Termin bei Ihnen war ich total platt und müde, auch noch am nächsten Tag.
Mein ganzer Körper verspürt nun Erleichterung, die Verspannungen und Schmerzen haben sich gelöst. (Ich habe mich seit langem nicht mehr so wohl gefühlt.) Nur das linke Knie und die linke Seite (Brustkorb) fühlt sich noch nicht völlig gut an.
Als ich nach meinem Termin mit meiner Tochter telefonierte, sagte sie mir: du bist ganz anders als die letzten Wochen, positiver, eine ganz andere Stimme.

Danke! liebe Grüße von Mary S."

ANGELIKA SCHLINGER

„DAS ARGUMENT, LEBENDE ORGANISMEN SEIEN NUR MIT DEN GESETZEN DER PHYSIK UND CHEMIE ZU ERKLÄREN UND ES GÄBE KEINE VITALITÄTSKRAFT, STIMMT NICHT MIT DER MODERNEN QUANTENTHEORIE ÜBEREIN"

Das ist keine Weisheit von mir, sondern ein Zitat von Werner Karl Heisenberg, das ihr bei Ulrich Warnke in „Quantenphilosophie und Spiritualität" nachlesen könnt. Und so ganz neu ist diese Erkenntnis auch nicht; Herr Heisenberg hat bereits 1932 den Nobelpreis in Physik für seine Arbeit bekommen. Und 1976, also vor fast 40 Jahren ist er verstorben.

Wenn wir also mal grob überschlagen, dann ist diese Information seit guten 80-100 Jahren zumindest in den Fachkreisen der Physik bekannt.
Später hat sie sich dann auch bei Nicht-Physikern rumgesprochen.

Leider allerdings immer noch nicht bis in unsere Gymnasien. Zumindest ist das mein subjektiver Eindruck.
Mein Sohn und meine Tochter haben dieses Jahr auf

unterschiedlichen Schulen ihr Abitur abgelegt, beide übrigens erfolgreich. Und keiner der beiden hatte diese Informationen im Unterricht.

Wenn du ein Schüler der Oberstufe bist oder wenn du einen kennst, der diese Informationen im Physikunterricht erhalten hat, schick mir bitte schnellstens eine Email mit Name und Ort der Schule. Ich werde schriftlich Abbitte leisten. Du weißt ja, meinen Kontakt findest du am Ende des Buches.

Zurück zum Thema: Die Wissenschaftler entwickeln Neues, damit die Menschheit ihren Nutzen daraus ziehen kann. (Ich unterstelle das jetzt mal, damit ich meine These darauf aufbauen kann).

Warum also sollten wir uns über 80 Jahre später allein mit der rein materiellen Medizin zufriedengeben? Wenn wir doch seit rund drei oder sogar vier Generationen wissen, dass das nur ein Teil der Lösung ist?

Um noch mal auf mein Beispiel aus dem Bereich der Kommunikation zurückzukommen. Wir sind hier wieder beim Brief. Vor 80 Jahren gab es Papier und Tinte. Kugelschreiber waren zwar zum Patent angemeldet, hergestellt allerdings wurden sie noch nicht. Erst 1945 wurde der erste Kugelschreiber in Serie produziert. Das war 13 (dreizehn!) Jahre nachdem Herr Heisenberg seinen Nobelpreis in Empfang nahm.

40 Jahre später kam die Email. In Deutschland wurde am 3. August 1984 um 10:14 Uhr MEZ die erste Internet-E-Mail empfangen. Von Michael Rotert von der Universität Karlsruhe.

Und jetzt frag ich dich: Wie viele Menschen arbeiten heute noch mit dem Tintenfüller und einem Bogen Papier? Und im Vergleich dazu, wie viele Menschen nutzen Emails zur Kommunikation? Oder eine SMS, oder whatsapp, und die sind noch viel später aufgetaucht!

Jetzt ist es wirklich an der Zeit, nicht nur im Bereich der wirtschaftlichen Kommunikation auf neue Medien zu setzen.

Auch die Kommunikation unserer körperlichen Zellen mit dem ganzen Rest der Welt, des Universums sollten wir mal auf eine neue Ebene heben. Denn eines ist klar: alle alten Religionen und die heutigen wissenschaftlichen Erkenntnisse der Quantenphysik sind sich einig: Unser Bewusstsein erschafft unsere Realität. Unsere Erfahrungen steuern unsere Gedanken.

Und unsere Emotionen sind der Katalysator dabei.

GESETZ DER RESONANZ ODER – DER TEUFEL SCH… IMMER AUF DEN GRÖSSTEN HAUFEN

Noch ein wichtiges Gesetz der Quantenwelt: Gleiches zieht Gleiches an. Das Gesetz der Resonanz.

Das heißt nichts anderes, als dass wir etwas aussenden, das dann im Gleichklang zu uns zurückklingt (lateinisch re-sonare bedeutet zurück-klingen; juhu, wieder was gelernt). Und sich mehrt. Denn das, worauf du deinen Fokus legst, wird automatisch mehr davon anziehen.

Und weil das Quantenfeld nicht wertet, bekommst du immer mehr von dem, worauf du deine Aufmerksamkeit legst. Egal, ob du es für dich persönlich positiv oder negativ bewertest.

Deshalb überlege dir gut, ob du dich ständig über deinen verständnislosen Mann, deine eifersüchtige Frau, deinen ungerechten Chef oder deinen mobbenden Nachbarn ärgerst. Ob du jedem von deinen Zipperlein erzählst und dich im Internet mit den Einzelheiten unheilbarer Krankheiten beschäftigst. Ob du dich täglich vor Arbeitslosigkeit oder einer Pleite fürchtest.

Oder ob du morgens schon aufwachst und dich auf einen gesunden, glücklichen, erfolgreichen Tag freust. Voller Harmonie, Tatkraft und sonnigen Stunden. Voll innerer und äußerer Fülle. Denn wenn du dir deine Realität erschaffst, schließt das deine Gesundheit ein und noch viel mehr. Dein Umfeld, die Menschen mit denen du umgeben bist und genauso dein Bankkonto.

Mein Papa hat es ganz pragmatisch so ausgedrückt: „Der Teufel scheißt immer auf den größten Haufen".

Als ich kurz davor stand, mit 18 Jahren meinen Führerschein zu machen, hat ein Autohaus in meiner Heimatstadt einen nagelneuen Golf verlost. Mir „war klar", dass ich als Abiturientin ganz sicher kein Geld haben würde, mir ein Auto zu leisten. Von einem neuen ganz zu schweigen. Ich „wußte" das ganz sicher. Denn schließlich war ich pleite, so wie es sich für einen Schüler gehört… Ein anderer Mensch in dieser Stadt war ein reicher Unternehmer. Er fuhr einen dicken BMW, seine Gattin Porsche. Wir beide waren bei der Verlosung des neuen Golf anwesend, beide haben wir für 50 Pfennig je ein Los gekauft – und du darfst raten, wer gewonnen hat.

(Falls du die Lösung nicht weißt, schick mir eine mail an faszination.aurachirurgie@mail.com , ich verrate es dir dann).

Heute hätte ich viel größere Chancen auf das Auto. Denn durch die Aurachirurgie ich habe gelernt, dass ich mit dem Fokus auf eine Lösung genau diese Lösung erschaffen kann. Dabei ist nicht wichtig, wie dieses Ziel erreicht wird. Nur dass es erreicht wird. In Liebe, Harmonie und Dankbarkeit. Das geht ganz einfach. Du mußt es nur tun. So wie Gerda.

GERDA M., 49 – ALLEINERZIEHENDE MAMA REIF FÜR DIE INSEL

Gerda kam wegen starken Nackenverspannungen und Tinnitus in meine Praxis. Sie ist alleinerziehende Mutter einer 14 Jahre alten Tochter und eines 8 Jahre alten Sohnes. Gerda wurde vor 3 Jahren alles andere als in Freundschaft geschieden, der Kontakt zu ihrem Exmann ist inzwischen wieder auf einer erträglichen Ebene, da der Sohn ein gutes Verhältnis zu seinem Vater hat und die Eltern sich regelmäßig austauschen müssen. Gerda arbeitet Vollzeit als Altenpflegerin. Sie mag ihren Beruf, auch wenn er sehr anstrengend ist und die Bezahlung gering.

Wir haben in der Aurachirurgie-Sitzung die Ursachen für Gerdas Muskelverspannungen und ihr Tinnitus Problem gelöst. Erst danach zeigte sich im abschließenden Patientengespräch, dass Gerda ein viel größeres Problem hatte.

Sie war völlig erschöpft. Der anstrengende Beruf, die Verantwortung für die beiden Kinder, das ständige Für-andere-dasein hatten sie körperlich und psychisch an ihre Grenzen gebracht. Gerda brauchte dringend eine Auszeit.

Eine Kur wollte sie nicht beantragen. Sie sagte: „Ich möchte schon weg. Aber ich will nicht mit Burn-out Patienten und Depressiven in Gesprächskreisen sitzen. Das zieht mich noch mehr runter."
Und für eine Urlaubsreise fehlte ihr das nötige Geld. „Ich mag gar nicht an einen Urlaub denken. Ich kann's mir sowieso nicht leisten. Ich habe schon so viel überlegt, aber ich hab das Geld einfach nicht." Euch fällt bestimmt die Parallele zur Golf-Verlosung auf!

Wir haben über das Gesetz der Resonanz gesprochen. Ich habe sie gebeten, sich ihren Urlaub vorzustellen. So wie sie ihn für sich als optimal definiere. Gerda war nicht sehr anspruchsvoll. Ein paar Tage „Mädelsurlaub" mit ihrer Tochter reichten ihr. Ihr Sohn sollte gut versorgt sein, sodass sie sich ohne schlechtes Gewissen ihm gegenüber ganz entspannen konnte. Dann bat ich sie, sich in das Gefühl hinein zu begeben, als ob sie den Urlaub bereits genießen würde. Tief entspannt, ruhig, erholt, glücklich und was immer sie sonst noch dabei empfindet. Mit diesem Gefühl entließ ich sie nach Hause.

Zwei Tage später rief sie mich an. Ihr Exmann hatte am Wochenende den gemeinsamen Sohn abgeholt. Und er wollte dringend mit ihr sprechen. Ein Auftrag, den Gerda vor ihrer Scheidung noch für sein Geschäft akquiriert hatte, war verspätet (nach immerhin über 3 Jahren) doch noch zu Stande gekommen. Der Kunde hatte seine Rechnung beglichen. Und ihr Exmann wollte Gerda gegenüber fair sein. Deshalb brachte er ihr 1.200 Euro Vermittlungsprovision mit. Gerda buchte eine Woche Wellness-Urlaub mit ihrer Tochter, während ihr Sohn eine Vater-Sohn Abenteuer Woche mit seinem Papa verbringen durfte.

FASZINATION AURACHIRURGIE

DER KREIS SCHLIESST SICH – AUF ZU NEUEN UFERN

Wie du siehst, hat die Aurachirurgie eine Menge Schwung in meinen Praxisalltag und in das Leben meiner Patienten gebracht. So manche Fragen haben sich geklärt, einige Knoten wurden gelöst und Vieles hat sich zum Positiven geändert.

Vor 3 Wochen hat Brigitte Kellermann für Gerhard Klügl ein Aurachirurgen-Treffen in einem abgelegenen Hotel veranstaltet. Fernab jeglicher Zivilisation konnten wir im Kollegenkreis unsere Erfahrungen austauschen, Tipps und Tricks weitergeben und ein spannendes, unterhaltsames und mal wieder ziemlich lehrreiches Wochenende miteinander verbringen. Gegenseitige aurachirurgische Behandlungen eingeschlossen, denn als Therapeut kommt man selbst nur selten in den Genuss einer eigenen Aurachirurgie-Sitzung.

Wie es immer so ist: nicht nur die fachlichen Vorträge führen zu neuen Erkenntnissen. Insbesondere die persönlichen Gespräche während der „vorlesungsfreien Zeit" schaffen neue Impulse und Ideen. Und so haben sich für mich einige neue Ansätze für den Einsatz der Aurachirurgie herauskristallisiert. In den kommenden Wochen werde ich die mal überdenken und strukturieren. Und ziemlich sicher ein neues Projekt entwickeln. Ich bin gespannt, welches Thema das sein wird.

Wenn du dabei sein willst, wenn du mitgestalten magst, wenn du Anregungen hast oder auch neue frische Ideen - dann bist du herzlich eingeladen mitzumachen! Komm auf die neue Webseite www.faszinationaurachirurgie.com und bring dich ein.

Ich werde dir die Ansätze vorstellen und über den aktuellen Stand des Projektes berichten. Deine Meinung kann maßgeblich sein für die Entwicklung. Ich werde meine Kontakte spielen lassen und dir Brigitte Kellermann, meine Retterin aus dem ersten Seminar vorstellen; und dir ihre Kontaktdaten zukommen lassen, wenn sie ja sagt... Und vielleicht findest du dort auch die Adresse eines qualifizierten Aurachirurgen in deiner Nähe. Denn das Erlebnis einer eigenen Aurachirurgie-Sitzung solltest du dir nicht entgehen lassen.

KONTAKT UND GEDANKENAUSTAUSCH

Bist du auch fasziniert von der Aurachirurgie? Oder hast du Fragen oder Anregungen? Hast du vielleicht sogar Verbesserungsvorschläge für mein Buch? Dann schicke mir gleich eine Email an

faszination.aurachirurgie@gmail.com

Ich bin gespannt auf deine Meinung und deine Gedanken.

Wenn dir das Buch gefallen hat, dann freue ich mich über eine Rezension bei Amazon. Ich danke dir!

DANKE

An alle, die mitgeholfen haben, dass dieses Buch entstehen konnte.

Danke lieber Gerhard Klügl, für Ausbildung, Vorwort und den Humor, der Dich so einzigartig macht.

Danke an meinen Mann Gregor, dessen offenes Ohr, kritische Anmerkungen und ausdauerndes Korrekturlesen mich immer wieder den richtigen Weg finden ließen.

Besonderes Dankeschön an meine Mama. Dir ist das Korrekturlesen sicher nicht ganz leicht gefallen, ich weiß sehr wohl, dass das Thema für dich ziemlich „abgespaced" ist.

Danke an meinen Papa für das Verständnis von Teufel's Verdauungslogik.

Danke an all meine Kinder, Alexander, Johanna und auch Shaki, die ihren Senf dazugegeben haben.

Danke an Dr. Eleonore Blaurock-Busch, die Wissenschaftlerin und ungekrönte Laborkönigin der toxikologischen Analysen. Wenn du das OK zur

Veröffentlichung gibst, kann mich der Rest der Wissenschaftler mal. Anmailen natürlich, wenn sie Fragen haben!

Und danke an Pamy, die ich so lang aus den Augen verloren hatte, und die sich doch sofort als Lektorin in letzter Minute zur Verfügung stellte.

Und ein herzliches Dankeschön an dich, liebe Leserin, lieber Leser. Es war mir eine Ehre, die Zeit des Schmökerns mit dir verbringen zu können.

Ich habe echt das große Los gezogen mit Euch allen.

LITERATURVERZEICHNIS

1. Werner Heisenberg in: Ulrich Warnke: Quantenphilosophie und Spiritualität. Scorpio, 2011
2. Gerhard Klügl: Quantenland: Ein Leben als Aurachirurg. Arkana, 2012
3. Bruce Lipton: Intelligente Zellen: Wie Erfahrungen unsere Gene steuern. Koha Verlag, 2013
4. Markolf H. Niemz: Lucy mit c: Mit Lichtgeschwindigkeit ins Jenseits. Books on Demand, 2006
5. www.wikipedia.de

FASZINATION AURACHIRURGIE

ÜBER DIE AUTORIN

Angelika Schlinger arbeitet seit mehr als 20 Jahren als Heilpraktikerin in eigener Praxis (www.praxis-schlinger.de). Neben einer fundierten Ausbildung in klassischer Homöopathie setzt sie ihr Wissen und ihre Erfahrungen im Bereich der klinischen Metalltoxikologie in der Behandlung überwiegend chronischer Erkrankungen ein. Ihre Begeisterung für die Quantenmedizin, insbesondere für den Bereich der Aurachirurgie, erklärt sie als logische Konsequenz aus 20 Jahren kontinuierlicher Suche nach nebenwirkungsfreien, schmerzlosen, kostengünstigen und wirkungsvollen Heilmethoden.

www.ingramcontent.com/pod-product-compliance
Lightning Source LLC
Chambersburg PA
CBHW051724170526
45167CB00002B/794